Médecins, malades, thérapies… mode d'emploi

Dans la même collection

Roland Leclerc et Guénolée de Blignières-Strouk, *Regarde-moi*.
Christine Bergé et Jacqueline Salmon, *La vie entre chien et loup*.

ISBN 978-2-86214-081-0
www.robert-jauze.fr.

Docteur Pierre-Yves de Kerdaniel

Illustrations de Jean-Luc Coudray

Médecins, malades, thérapies... mode d'emploi

BELLE PAGE
ROBERT JAUZE ÉDITEUR

Remerciements

À Claudine, mon épouse.
À Robert (je peux vous appeler Robert), un éditeur d'une patience à la limite du plus grand Zen que je connaisse.
À Jean-Luc qui a largement dépassé un texte pour faire rire et réfléchir et à Franck Bruneau.
À Maître Guy Humbert, défenseur des patients.
À tous ceux qui ont contribué à ce livre, critiques sarcastiques et ennemis de tous les jours, je plaisante, c'est aux amis indéfectibles que je m'adresse.

Une pensée sincère à tous mes patients qui m'ont appris mon métier.

P.-Y. de K.

À la mémoire de l'ami John Livengood,
artiste compositeur.

Sommaire

Prologue

La santé n'est pas un capital également distribué. Certains font tout ce qu'il ne faut pas faire et vont très bien, d'autres sont d'une rigueur exemplaire et présentent pathologie sur pathologie.

Dieu merci, il y a des rigoureux bien-portants et des extrémistes mal-portants. La justice existe !

On meurt de sa pathologie, de son âge ou de son envie de ne plus vivre, on meurt parfois d'ennui ou de solitude, mais le médecin trouvera toujours une pathologie explicative qui va *le rassurer* !

Existe-t-il une solution pour ne pas mourir trop tôt ? Revitaliser ce qui est endormi, apporter ce qui manque, modifier ce qui ne fonctionne pas bien. En effet, si les fonctions dorment ou sont défaillantes ou en manque, l'organisme a de bonnes chances de perdre son énergie vitale.

La perte d'énergie est synonyme de perte de défenses et qui dit perte de défenses dit ouverture à l'ennemi[1].

Mais qui dit ennemi, dit « l'autre », c'est-à-dire un couple.

Cette notion de dualité ou de duel ou même de bipolarité est le principe de vie et de mort[2]. Cet « autre » est le virus, le microbe, la pathologie ou le thérapeute !

Comment une thérapie peut-elle réveiller l'organisme dormant ? Comment le médecin peut-il faire passer son « message » ? Comment le patient peut-il le comprendre ou le refuser ?

---

1 : La guerre, le cancer ou les échecs.
2 : Le tao.

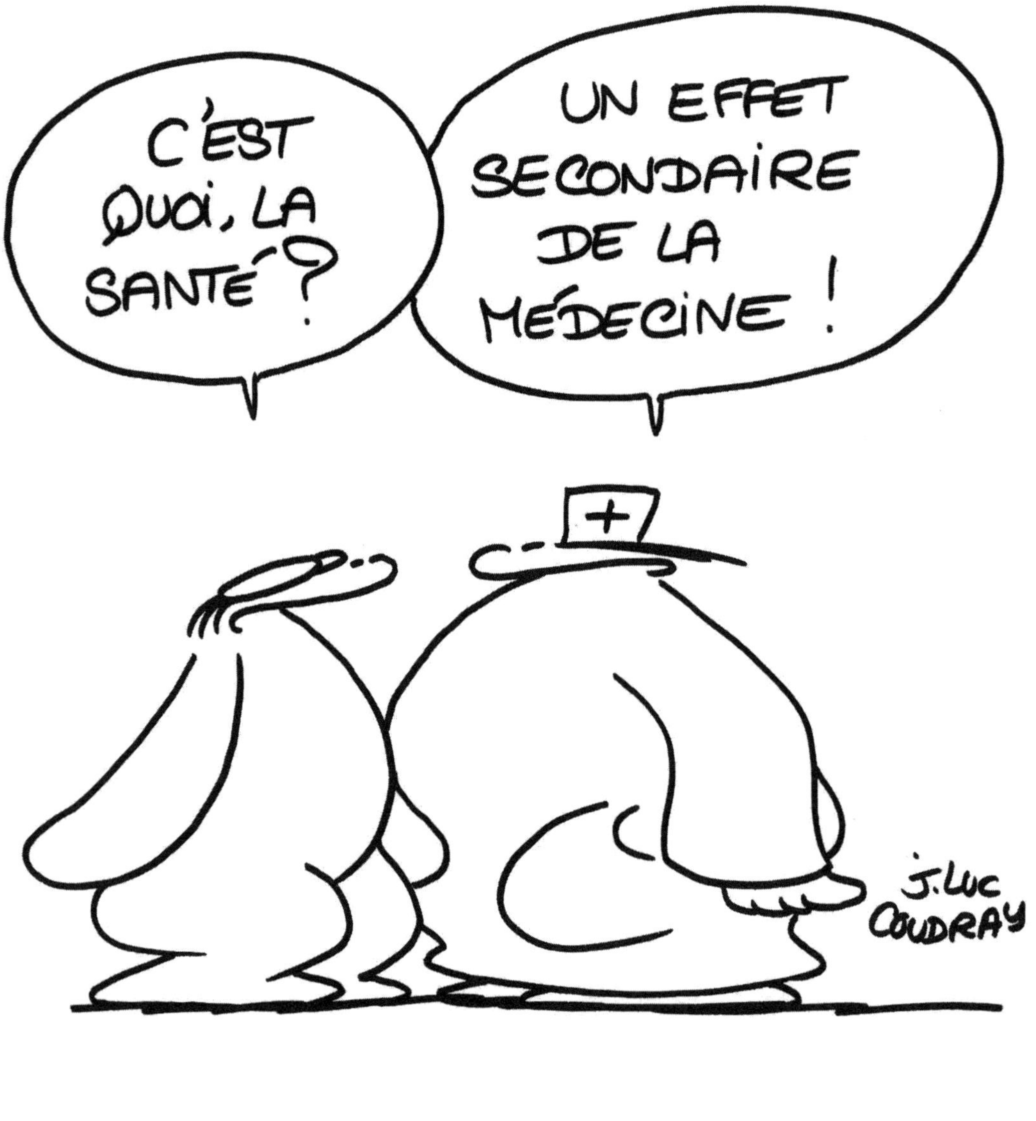
C'EST QUOI, LA SANTÉ ?
UN EFFET SECONDAIRE DE LA MÉDECINE !
J.LUC COUDRAY

Nous aboutissons à la notion complexe du couple. Sans la maladie, pas de notion de santé et de thérapeutes. Sans malades, pas de médecins.

Donc, dire alors que malades et médecins sont nécessaires l'un à l'autre !

Le raisonnement peut être plus ambigu encore : dans certaines tribus, le mot « malade » n'existant pas dans le vocabulaire comme tel, il n'y a pas de malade ; le vocable approximatif de « malade » concerne toutes sortes de déviations psychosociologiques, mais englobe aussi les pathologies réelles.

Dire je suis « malade » correspond alors à dire aussi « je suis fou et asocial », ce que personne ne souhaite vraiment avouer.

Si le mot santé est dénué de fondement, les médecins n'ont aucune raison d'être.

La souffrance, la douleur, la désorganisation du fonctionnement du corps demandent une aide et ainsi créent le praticien.

L'observateur méticuleux, remarquant tel ou tel dysfonctionnement, interroge le potentiel patient.

Le couple est lié car s'engendrant lui-même.

Ce couple uni, fonctionnel dont la relation est amour et haine, dictature et soumission, parfois compréhension et respect mutuel caricature la démarche médicale actuelle.

Je domine car tu (malade) as besoin de moi, et toi (médecin) tu ne peux exister que si j'ai besoin de tes services.

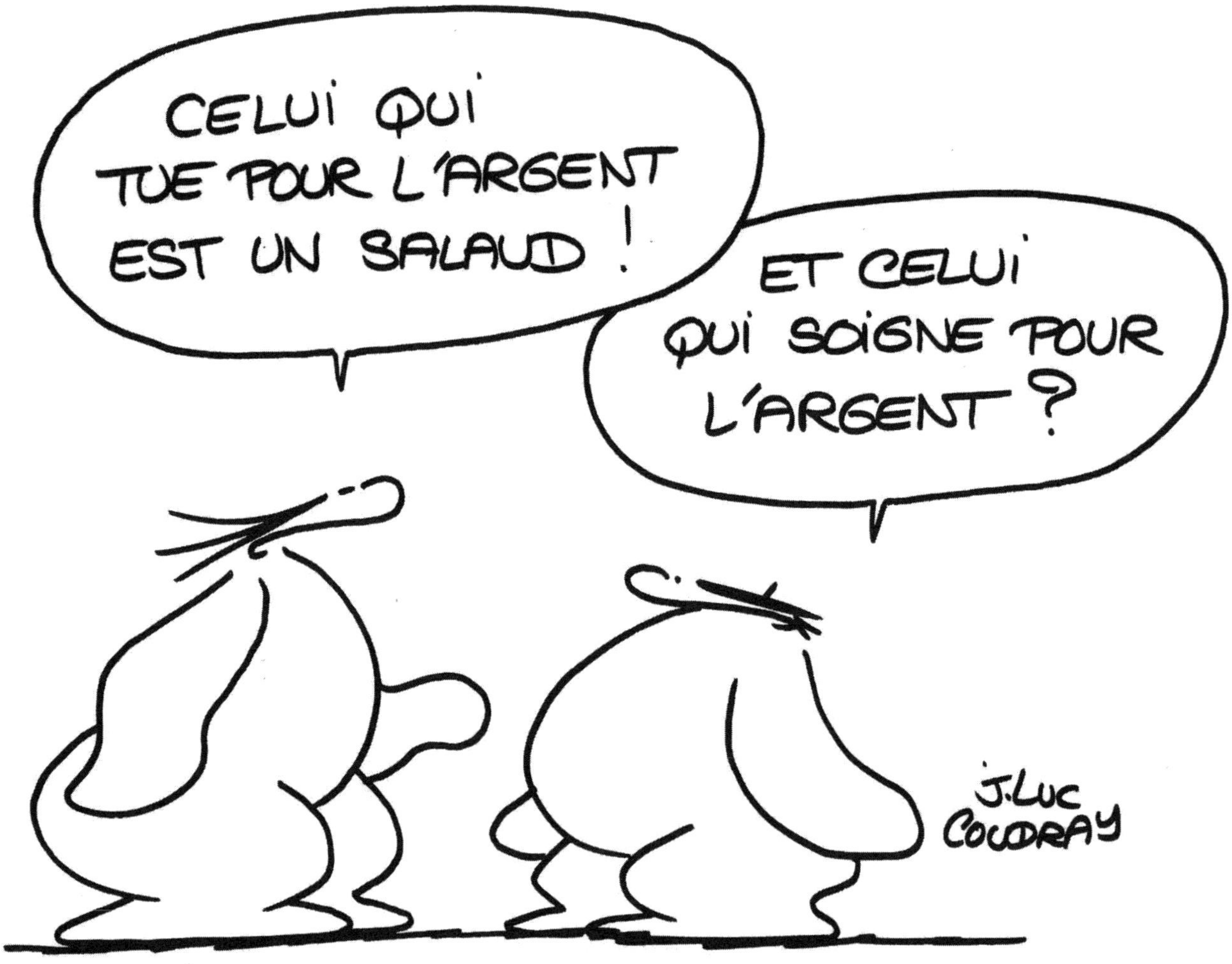
CELUI QUI TUE POUR L'ARGENT EST UN SALAUD !
ET CELUI QUI SOIGNE POUR L'ARGENT ?
J.LUC COUDRAY

Sans faire de la psychanalyse de « café du Commerce », l'œdipe se joue sur les deux modes ; tout le monde veut tuer le père autoritaire mais salvateur, ou pour le moins le prendre en défaut, mais par ailleurs j'ai besoin de la remontrance.

Comment ce couple fera-t-il son bonheur pour le bien de l'un et de l'autre ? Car il faut un médecin heureux de son exercice et un patient ravi des soins prodigués pour réaliser cette harmonie presque musicale.

Avant d'aborder actes thérapeutiques, méthodes invasives ou non et surtout diagnostic préalable, il faut décrypter le médecin et le patient, et le couple qu'ils forment.

Le médecin et le malade sont indissociables. Mais dès que le mot « médecin » ou « médecine » est posé, tout un ensemble de qualificatifs viennent à l'esprit :
– *positifs* : devoir, servir, compétence, comprendre, faire au mieux, écoute, conscient de ses limites, disponibilité absolue, celui qui sait, etc.,
– *négatifs* : celui qui devrait savoir, prendre le temps d'écouter, bien répondre (parfois à des questions mal formulées), en bref un début d'incompréhension et à qui la faute : médecin ? malade ?

Il est primordial de poser les questions de fonctionnement tant du médecin que de son patient et de comprendre le couple ainsi formé. À travers ce rapport vont évoluer, au sens le plus large, diagnostic, traitement et souvent guérison.

Mais cette démarche qui paraît logique est enfermée dans une définition actuellement sclérosée. Le médecin est le médecin avec son savoir et le malade est le malade sans plus de détails, sans beaucoup plus de nuances, avec une ignorance qui devient moindre grâce à tous les moyens d'information, que parfois le médecin lui-même ne connaît pas.

Et pourtant tout va découler de la finesse du diagnostic, de la pertinence du traitement et donc de la force que l'on peut fournir à la thérapie en fonction du choix de celle-ci.

Il faut donc cataloguer celle-ci, c'est-à-dire ses méthodes complémentaires ou opposées et proposer une nouvelle approche basée sur des classifications différentes.

La meilleure connaissance du médecin et du malade est une clef de la réussite thérapeutique. La meilleure connaissance des différentes thérapies est la clef d'un meilleur résultat.

Nous sommes dans une époque où le « tout technologique » règne en maître mais la part de l'humain, sinon de l'humanisme, se redécouvre.

Ne jamais oublier que la médecine est un art et non une science. La science peut s'affiner, devenir plus performante, mais rien ne peut remplacer l'aspect artistiquement humain du geste souvent salvateur, de l'idée novatrice.

Marier la technique la plus sophistiquée avec l'abord le plus humain en prenant en compte la globalité du patient est peut-être un début de solution pour un mieux-être, une revitalisation et une ré-information de l'organisme.

Nous ne serons jamais des machines que l'on pourra régler au quart de tour, il y aura toujours des impondérables car l'homme est unique dans ses fonctionnements et ses réactions, et le médecin aussi.

Chapitre premier

Les médecins

Les sociétés ont les criminels qu'elles méritent
(Alexandre Lacassagne, fin XIXe siècle).

Les sociétés ont les médecins qu'elles méritent
(anonyme, XXIe siècle).

Dans les premières années de médecine, un futur médecin apprend mais ne doit trop penser, il apprend et il pensera plus tard. Tous les métiers s'apprennent sur le tas, puis s'affinent à l'expérience et à la pensée de la chose à accomplir.

L'expérience, les cas cliniques rencontrés, les difficultés à résoudre renforceront son jugement.

Il regarde, il tente de comprendre et de refaire les « gestes ». Avec la réflexion vient l'expérience…

Le médecin ainsi formé, modelé selon les critères de ses « anciens », va devoir devenir autonome en respectant ou non la culture inculquée. Il sera l'un de ces médecins que nous allons décrire.

Le médecin n'est pas unique dans sa pratique. Humain, il est forcément pluriel.

Sa composante humaine va interagir vis-à-vis de son patient, il présente ses côtés négatifs et positifs, le malade aussi, et cette dualité est source de bonheur ou de malheur.

Nous avons plusieurs types de médecins et l'importance de les distinguer tient au fait qu'ils vont réagir différemment eux-mêmes en fonction des circonstances et aussi différemment par rapport aux différents patients.

Simplifions et considérons trois types de médecins (et plus tard quatre types de malades). Nous envisagerons plus loin le couple médecin malade pour tenter de déterminer les liens possibles qui peuvent se créer.

La dynastie ou l'obligation familiale

Il est des familles où l'on est médecin de père en fils[1].

Principe assez fréquent pour la chirurgie considérée encore dans les années soixante-dix comme un métier de seigneurs, saigneurs diront les mauvaises langues.

Actuellement, les seigneurs (ou les saigneurs) se font rares et sont bien souvent importés, assurances professionnelles terriblement augmentées et rémunérations bloquées, sans compter le merveilleux mythe des trente-cinq heures qui passe allègrement à cent heures minimum. M. Bernard Debré le dit avec beaucoup plus de tact, mais je pense que l'esprit de la chose est présent (dans *Le Figaro* du 10 août 2004).

Ce principe dynastique remonte au plus loin de la civilisation. On transmet les secrets, les recettes, le geste, la pratique. En fait, la connaissance qui va s'étoffer au fil des siècles.

D'ailleurs, quoi de plus normal que cette « science » reste dans la famille, soit donnée à des « initiés » qui font partie de la même saga.

Les professeurs enseignent à leurs élèves[2], d'autant qu'ils ont l'impression de se continuer à travers eux.

1 : Remarquez que l'on ne dit pas encore fille, mais cela devient une évidence actuelle !
2 : Serment d'Hippocrate.

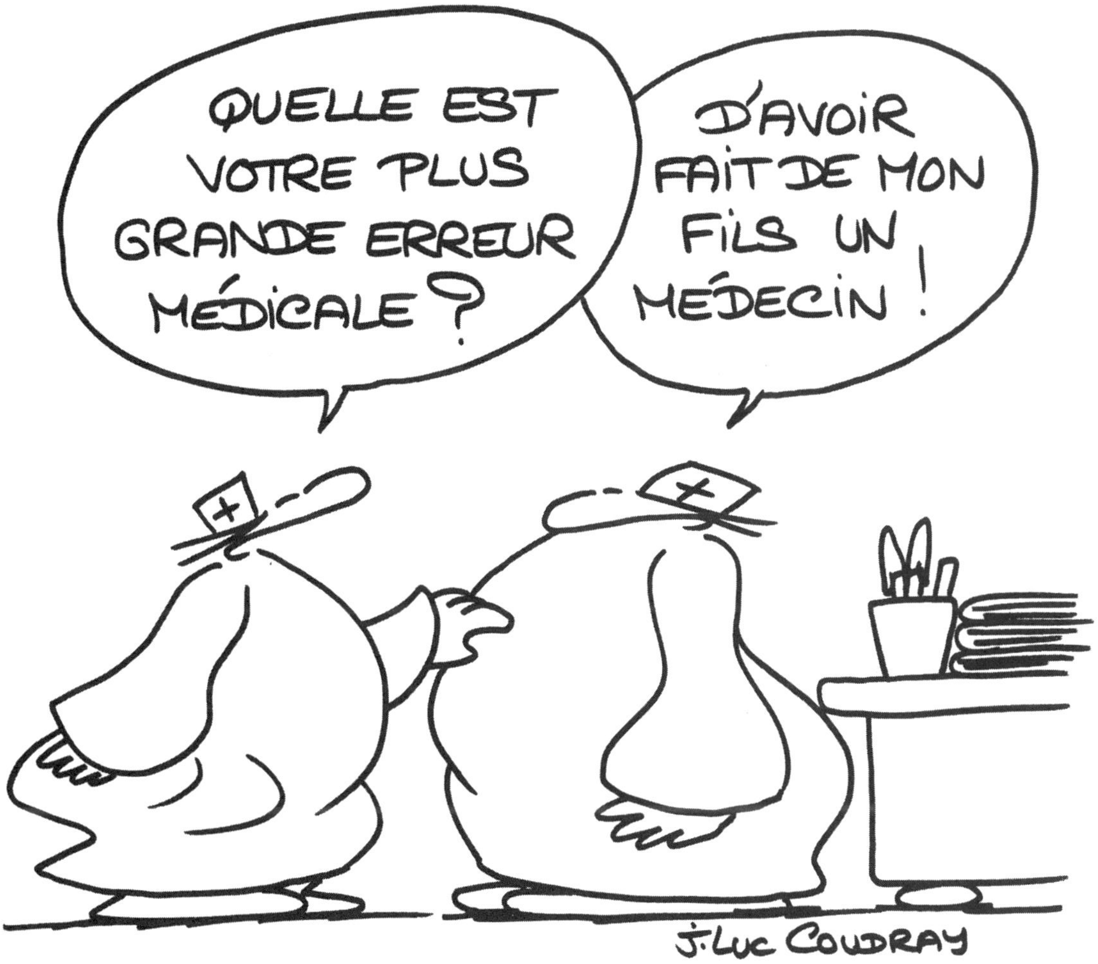
QUELLE EST VOTRE PLUS GRANDE ERREUR MÉDICALE ?
D'AVOIR FAIT DE MON FILS UN MÉDECIN !
J-LUC COUDRAY

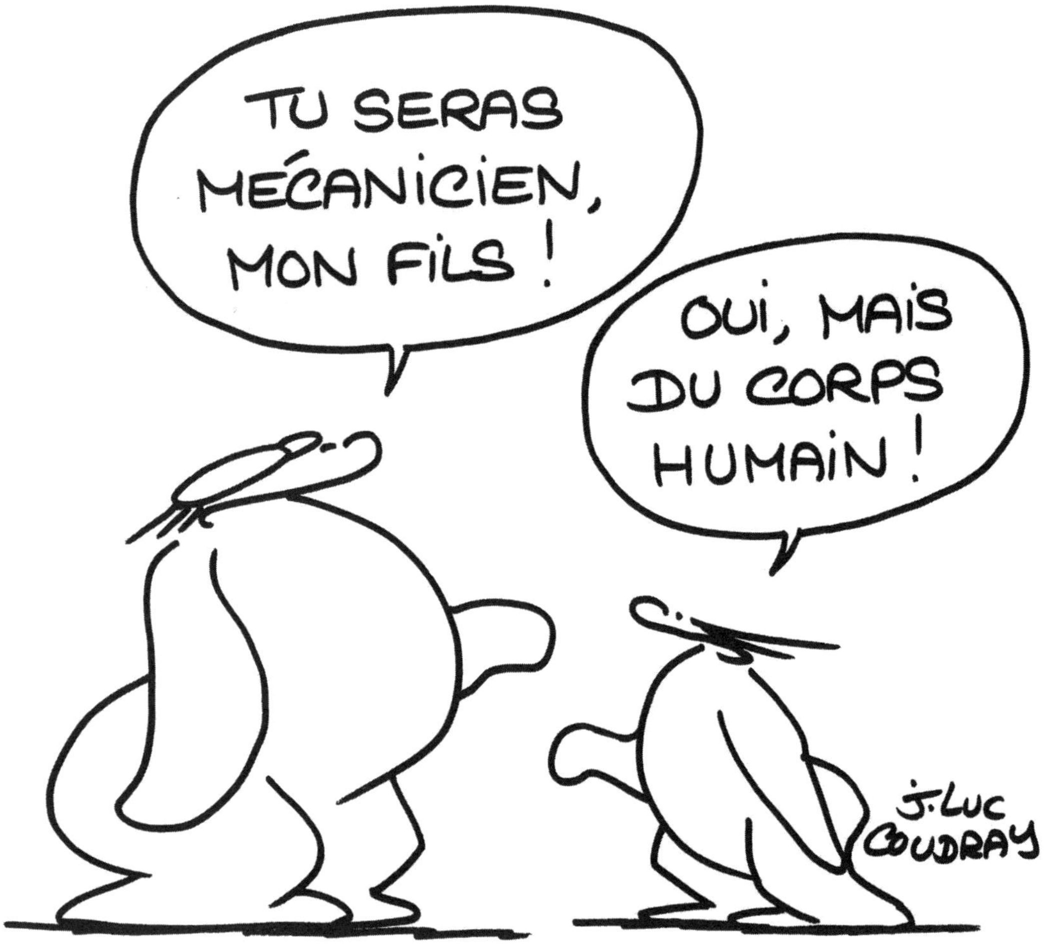
TU SERAS MÉCANICIEN, MON FILS !
OUI, MAIS DU CORPS HUMAIN !
J.LUC COUDRAY

L'envie naît aussi de l'environnement (on baigne dans le milieu). Parfois, un certain autoritarisme oblige le descendant à suivre les traces de son père ou des prédécesseurs éventuels.

On se réalise à travers sa descendance pour assouvir ses passions inabouties sans souci de la volonté de l'autre ou l'on se réalise dans un vouloir de dépassement.

Parfois bienfait, parfois dommage (le petit Adolf aurait toujours dû faire de la peinture, même un peu mauvaise !)

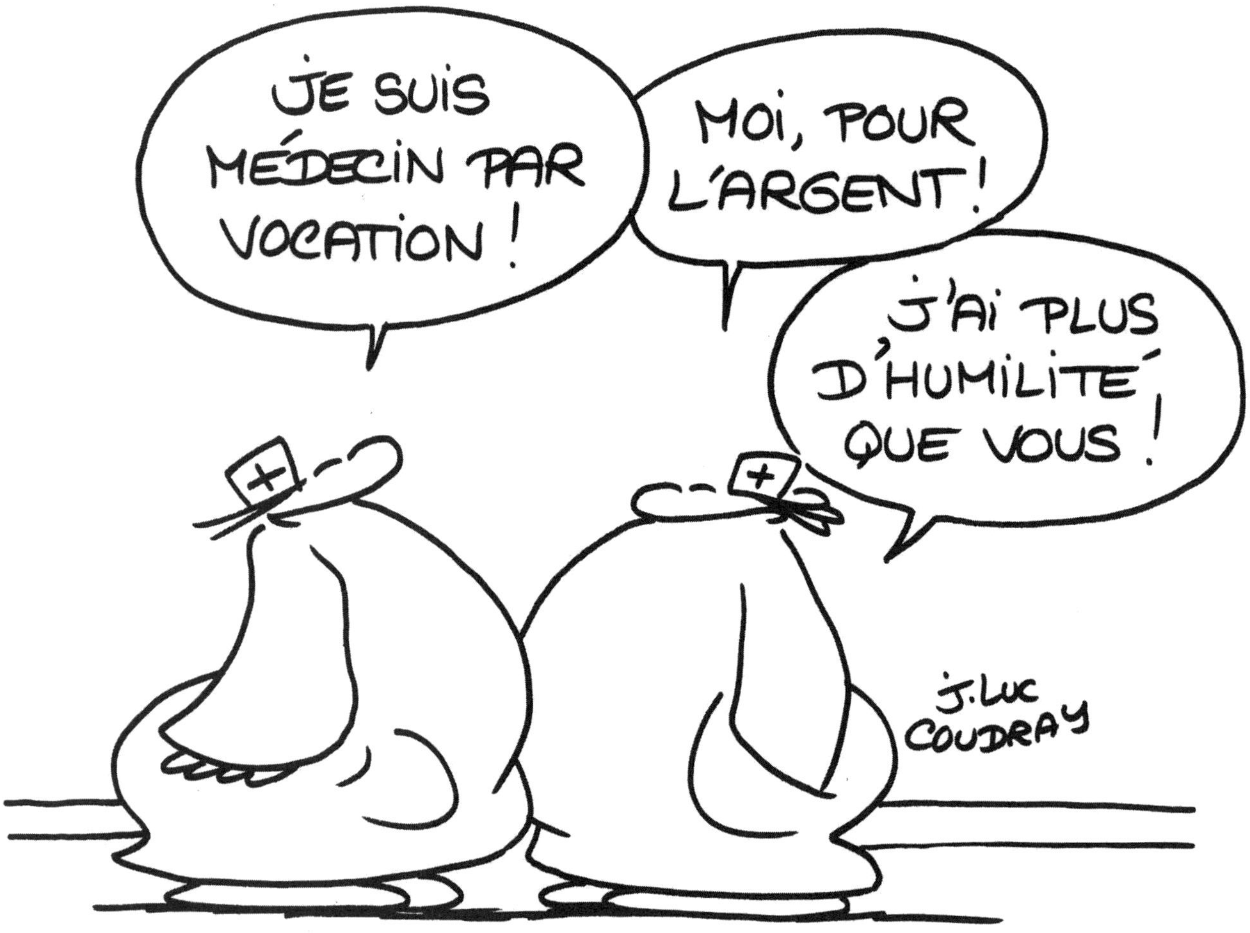
JE SUIS MÉDECIN PAR VOCATION !
MOI, POUR L'ARGENT !
J'AI PLUS D'HUMILITÉ QUE VOUS !
J.LUC COUDRAY

La soif de pouvoir, de notoriété, de réussite sociale et financière

Il fut une époque où les nobles métiers étaient : médecin, notaire, maire et curé, parfois militaire, en fonction du nombre de galons[3].

Cette tendance se manifeste encore. Même si le notaire est perçu avec suspicion et si le maire n'a plus que l'allure d'un monument, le militaire est très beau dans son uniforme, le curé est toujours le bienvenu et le docteur garde encore « un peu » de son auréole.

Combien donc briguent ce statut de docteur pour être considérés.

Cette catégorie médicale est écartelée entre la notoriété (meilleur docteur, meilleur diagnostic), et le rendement financier (« j'ai fait quarante consultations et dix visites aujourd'hui ») ou le commerce en tant que tel (mes honoraires sont à... euros) et il faudra beaucoup de consultations et, donc, la tentation de rentabilisation au maximum, au détriment éventuel de l'acte trop rapidement fait[4].

La recherche de la pure notoriété peut conduire un médecin à faire un effort de compétence, suivre des formations médicales continues, se tenir au courant des progrès dans les domaines de son savoir.

---

3 : Officier supérieur, bien entendu.

4 : La sécurité sociale accorde un acte toutes les dix minutes (déshabillage et rhabillage compris, pensez à l'hiver avec une personne âgée). J'ai aussi entendu parler d'un acupuncteur qui posait ses aiguilles à travers les vêtements pour aller plus vite (véridique) et d'un autre qui faisait payer le nombre d'aiguilles posées (tout aussi véridique).

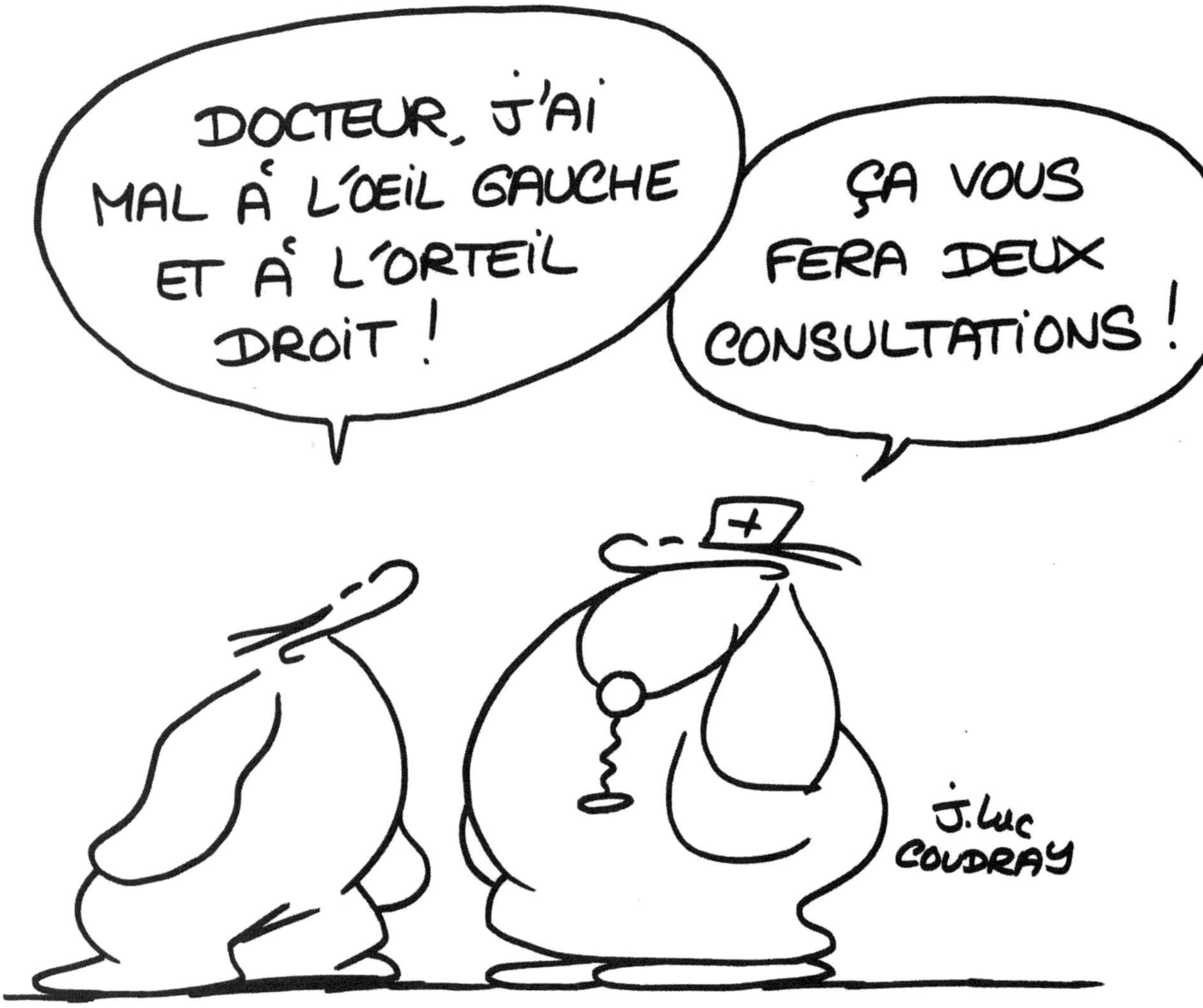
DOCTEUR, J'AI MAL À L'OEIL GAUCHE ET À L'ORTEIL DROIT !
ÇA VOUS FERA DEUX CONSULTATIONS !
J. Luc COUDRAY

Ce type médical est rassurant, mais il faut se méfier de la présomption de tout savoir.

Le rendement financier ne peut désormais être passé sous silence et le statut actuel de l'acte médical se doit d'être envisagé. *Question* : à vingt-deux euros pour une consultation, combien faut-il de consultations par jour pour percevoir un revenu décent (compte tenu de l'ensemble des charges) ?

Ce médecin, mal ou prou, va tenter de rentabiliser l'ensemble de ses actes, au mieux, en parant à ce qu'il estime le plus urgent, à savoir de l'attention pour ce qui pourrait être une pathologie lourde, mais, plus grave, dans le minimum de temps imparti, c'est-à-dire avec un minimum d'écoute et donc peu de chaleur humaine, voire une certaine froideur[5].

Le commerce médical, ah ! quel pactole, avec ceux qui ont tout essayé et pour qui rien n'a marché !

Citons les régimes amaigrissants où les kilos perdus sont souvent repris dans les mois qui viennent, les « gourous fous » qui prétendent guérir le cancer, le sida, pour ne citer que cela, avec des plantes, voire des « passes magnétiques[6] » ou l'exercice de la numérologie et même de l'astrologie !

Ne nous leurrons pas, ce sont des marchands, dénoncés souvent, punis rarement, mais qui jettent un discrédit sur des pratiques *adjuvantes* (acupuncture, phytothérapie) qui souvent peuvent soulager sans oblitérer la thérapie en cours.

Parmi ces médecins qui se servent de ces pratiques adjuvantes, certains sont certainement sincères, mais leurs méthodes ne font jamais l'objet d'une analyse scientifique rigoureuse. Ou bien ils ne veulent pas y participer, arguant que leur pratique est strictement individuelle donc non reproductible. Ou encore que les instances scientifiques se refusent à mettre en route un protocole de vérification, au prétexte que la méthode thérapeutique n'est pas orthodoxe[7].

Il est toujours facile de dire que « ça marche » sans s'en tenir à une rigueur de méthode.

Leur sincérité fait leur danger.

---

5 : Chaleur froide, amusant paradoxe.
6 : Mesmer (le mesmérisme et le magnétisme animal) pas encore mort.
7 : Doctrine droite !

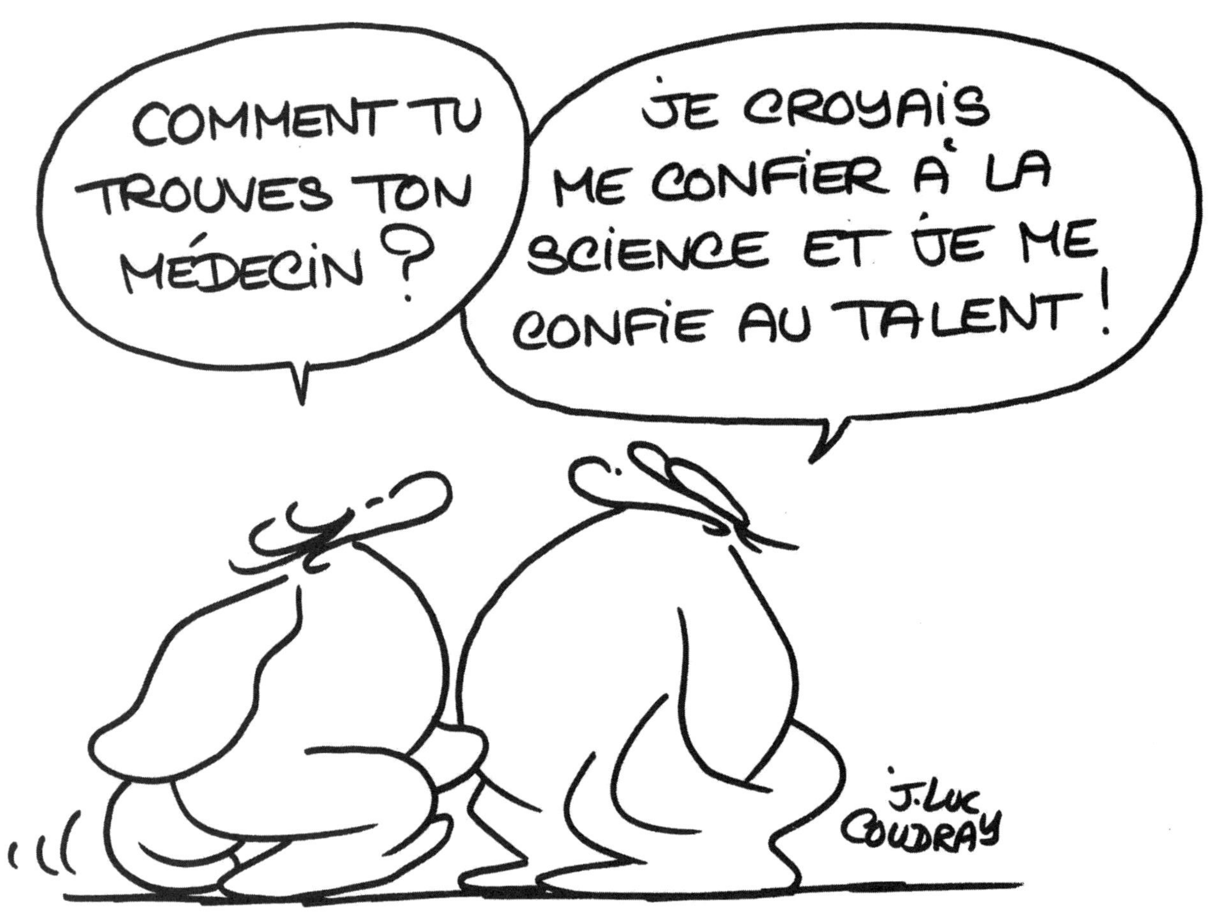
COMMENT TU TROUVES TON MÉDECIN ?
JE CROYAIS ME CONFIER À LA SCIENCE ET JE ME CONFIE AU TALENT !
J.LUC COUDRAY

La réponse à une vocation

Vaste programme et vaste interrogation.

Qui sont ces médecins qui obéissent à une vocation ? Auraient-ils pu être prêtre ou avocat ? Le besoin d'altruisme est louable, mais que cache-t-il ?

On peut penser à un altruisme absolu, celui des saints mais ne peut-on pas aussi penser au bénéfice retiré d'une belle attitude ? Et, s'impliquer dans ce type de relation, c'est peut-être rechercher inconsciemment une gratification de la part de l'autre pour le service rendu, tout en revendiquant un désintéressement total.

Le sujet (diagnostic et guérison du patient) est la performance médicale de ceux qui ont « la vocation ».

Ce sont des médecins qui vont mettre toute leur bonne volonté à acquérir les meilleures connaissances, à dispenser une écoute attentive et être capables de réfléchir au patient, même après le départ de celui-ci.

Ils sont angoissés dans le bon sens du terme, ils veulent le mieux et le meilleur, ils remueront ciel et terre pour avoir des réponses, des conseils. Ils seront fatigants pour les autres praticiens, car sans cesse ils poseront des questions qui dérangent auxquelles ceux-ci ne pourront répondre.

Est-ce que le mieux est l'ennemi du bien ?

Tous ces médecins peuvent faire partie d'une sous-catégorie que sont les docteurs optimistes (ça va passer tout seul) et les docteurs pessimistes (connaissant par cœur le numéro du Samu ?)

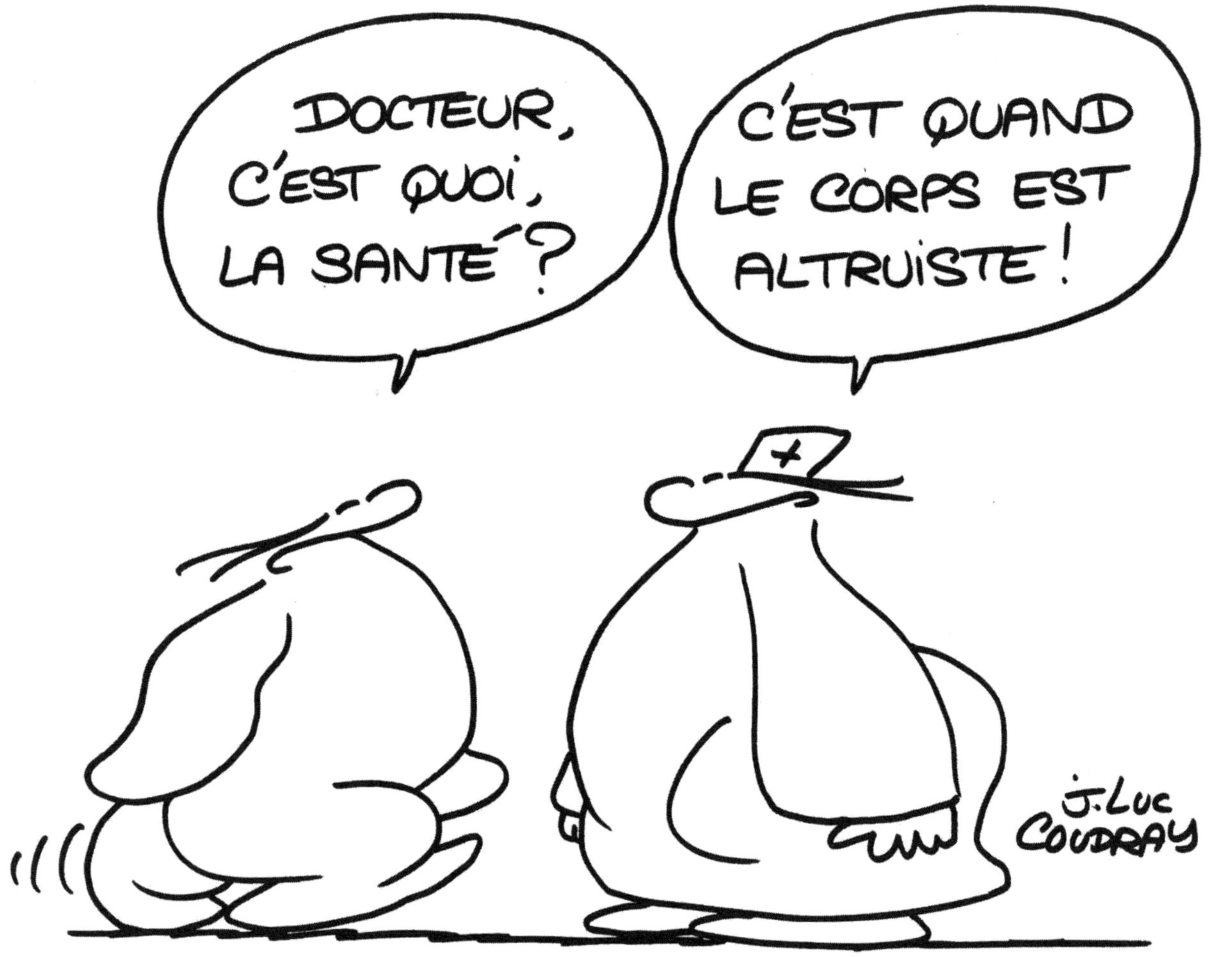
DOCTEUR, C'EST QUOI, LA SANTÉ ?
C'EST QUAND LE CORPS EST ALTRUISTE !
J. LUC COUDRAY

Nos trois catégories de médecins vont, donc, appartenir à cette sous-catégorie et cela ajoute un peu à la complexité de la relation.

À travers toutes ces descriptions de médecins, nous n'avons cerné que le pourtour, un peu caricatural, de l'Art Médical.

Si certains médecins se reconnaissent dans ces lignes, si certains malades ont l'impression d'être enfin compris, le tour des malades va venir et certains médecins seront contents et certains patients un peu moins.

Quitte à tenter de brosser un tableau du couple médecin malade, il ne faut pas faire de cadeau mais redonner à chacun sa part de responsabilité.

J'ai été critique, mais il n'empêche que la majorité des médecins font du mieux de leurs connaissances et de leurs capacités. Ils ont leurs qualités et leurs défauts, ils sont encore humains avec leurs faiblesses, mais chacun tente sa pratique au mieux de l'intérêt du patient. Et, le plus souvent, l'intérêt du médecin converge vers celui du patient.

Mais il faut reconnaître que le patient n'est pas aussi « facile » qu'on le souhaite, il n'est pas malléable et, dans ce cas, ne facilite pas vraiment le travail du praticien.

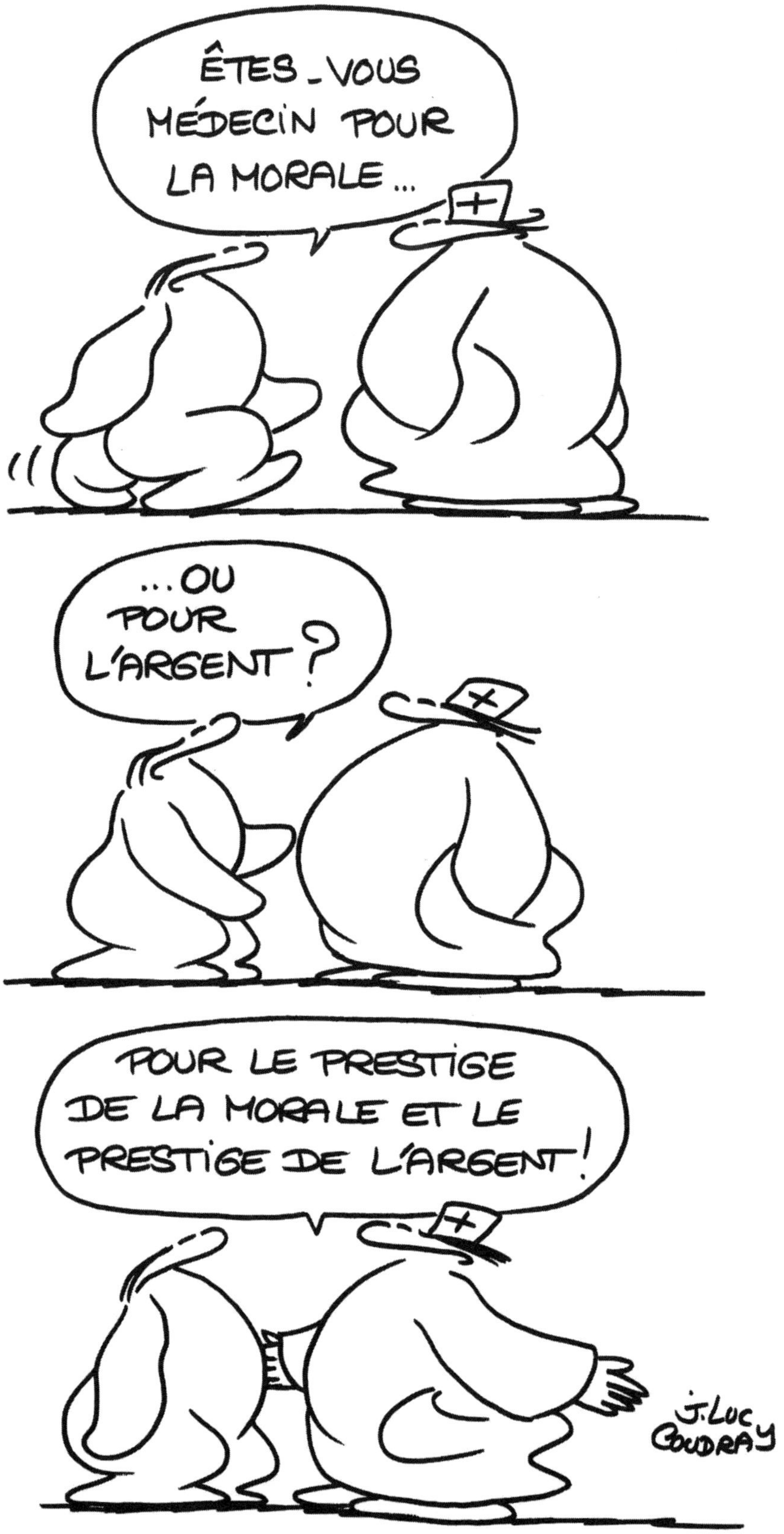
ÊTES-VOUS MÉDECIN POUR LA MORALE…
…OU POUR L'ARGENT ?
POUR LE PRESTIGE DE LA MORALE ET LE PRESTIGE DE L'ARGENT !
J. LUC COUDRAY

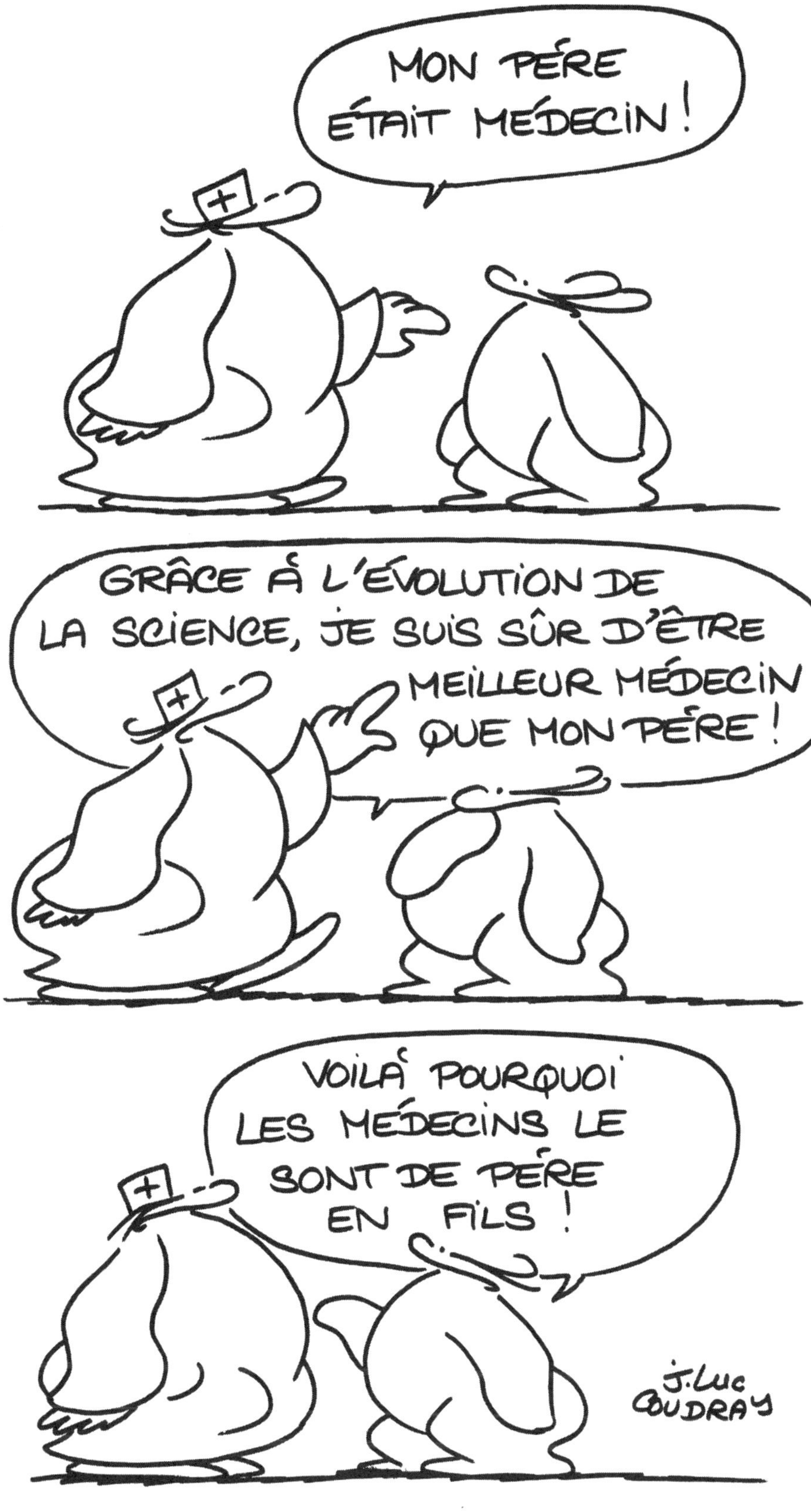
MON PÈRE ÉTAIT MÉDECIN !
GRÂCE À L'ÉVOLUTION DE LA SCIENCE, JE SUIS SÛR D'ÊTRE MEILLEUR MÉDECIN QUE MON PÈRE !
VOILÀ POURQUOI LES MÉDECINS LE SONT DE PÈRE EN FILS !
J. Luc COUDRAY

Chapitre 2
Les malades

Nous le disions avant : pas de médecins sans malades, pas de malades sans médecins. L'un à l'écoute de l'autre ou l'autre demandant l'écoute de l'un.

Comme il en est des médecins, il en est des malades. Toujours en exagérant nous pouvons tenter de classer les patients.

Le malade patient

Le malade patient est en salle d'attente, il peut y rester un certain temps voire un temps certain. Il attend son thérapeute et quelle que soit la catégorie médicale sa confiance est acquise.

Sa disposition d'esprit fait qu'il est prêt à tout entendre, à se plier aux volontés du médecin et accepter toutes les thérapies ou tous les examens.

Malade idéal mais qui peut manquer de sens critique.

Recommandons-lui, alors, de poser des questions sur l'ensemble de la thérapie et des examens à faire. En effet, sa confiance aveugle peut permettre au médecin de faire quelques fautes et surtout des gestes inutiles (examens lourds, indication chirurgicale posée à la hâte).

Il n'est pas forcément bon que benoîtement on accepte tout.

Ce *malade-patient* peut et doit poser des questions et surtout avoir des réponses concrètes.

Défendre le malade-patient est une obligation. *Vous avez le droit de savoir.* Et ce quel que soit le type de praticien.

La demande d'explications est primordiale et le langage doit être clair, car il existe.

Ayant mal au genou, la réponse : « Vous présentez une gonalgie » est une réalité seulement sémantique puisque, partant du grec, « mal au genou » se traduit par « gonalgie », (gonu : genou et algos : douleur).

Donc on doit vous dire : « Vous avez mal au genou et… je n'en détermine pas la cause ». Au contraire, le problème étant clairement étiqueté et les causes identifiées, le diagnostic sera bien posé et aura beaucoup plus de chances de définir un bon traitement.

Le jargon médicastre illustré par Molière existe encore et, sous des termes rébarbatifs et incompréhensibles, le médecin cache son ignorance pour rassurer son patient ou, pire, ne veut pas prendre le temps de l'explication[1].

Or, dans notre couple, il faut un diagnostic constructif basé sur la compréhension.

Notre *malade-patient* convient à tous les types de médecins et on serait tenté de dire que c'est le malade idéal.

1 : Les médecins parlaient et parlent encore latin ou grec pour ne point être compris.

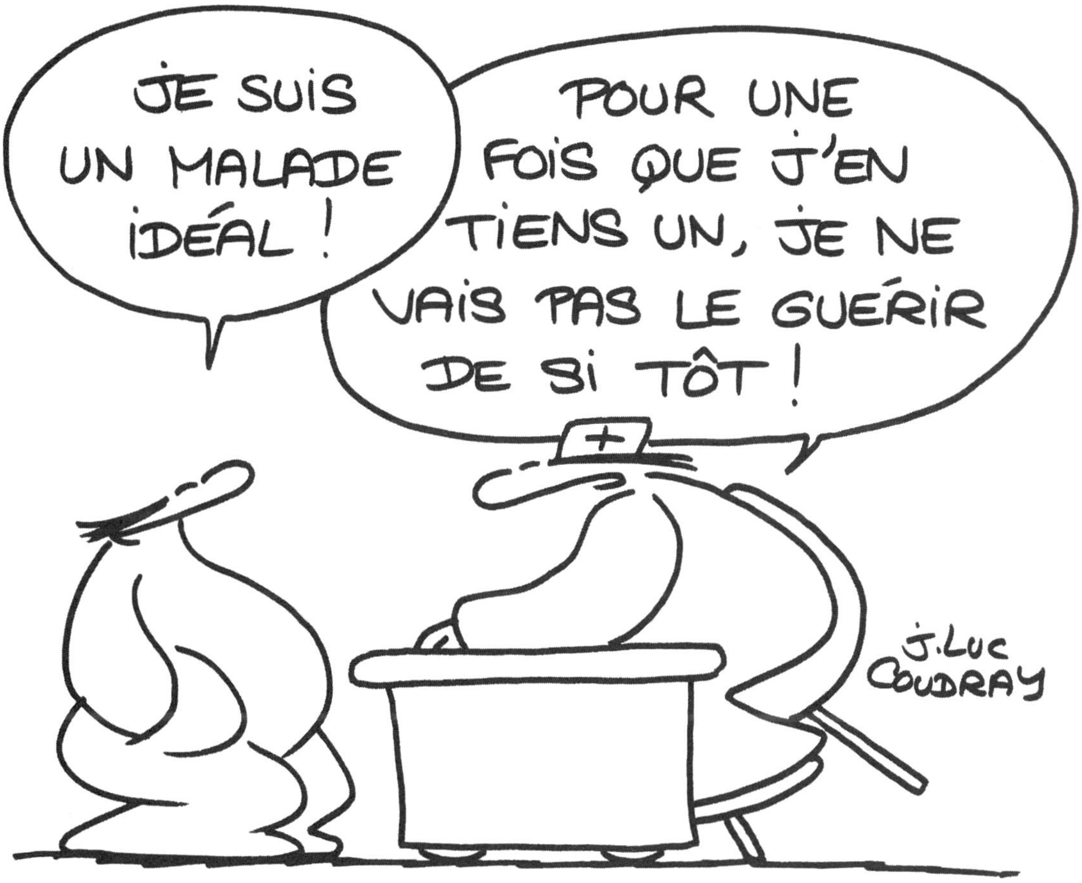
JE SUIS UN MALADE IDÉAL !
POUR UNE FOIS QUE J'EN TIENS UN, JE NE VAIS PAS LE GUERIR DE SI TÔT !
J.LUC COUDRAY

Le malade client

Le malade client, c'est le moins d'attente possible, le moins de temps perdu. Je demande ma consultation comme je demande ma clef de douze chez le quincaillier ou mon kilo de poires chez le primeur.

Il me faut un diagnostic rapide et forcément juste, ainsi qu'un traitement efficace, même si celui-ci présente des inconvénients.

Je veux être guéri hier.

Le montant des honoraires peut jouer un rôle, mais relatif.

Ce malade veut être servi, bien servi et, si besoin, pouvoir discuter le type de service.

Quel sera son type de relation avec le médecin ? Ou plutôt quel médecin lui conviendra le mieux ? En effet, il faut dès maintenant mettre en mouvement notre couple ; autant le *malade-patient* est adaptable plus ou moins à tout type de médecin (puisque chacun d'entre eux va tenter de répondre à sa demande), autant les autres malades vont réagir différemment. Il ne faut pas oublier que le couple va se transformer en « trio » avec la « pathologie-traitement ».

Tenter de comprendre toutes ces interactions est important car en découle le chemin d'une meilleure santé.

Le *malade-patient* accepte tous les atermoiements proposés, principalement le temps pour les résultats des thérapies, le temps pour la réalisation des examens, le temps et encore le temps…

Notre *malade-client*, lui, ne veut bien évidemment pas de ce principe.

Il n'est pas encore comme le prochain malade, revendicatif, mais il demande une efficacité totale, bien sûr impossible en l'état de la médecine actuelle.

Il risque, en cas d'insatisfaction, de se tourner vers le « gourou », sincère ou non, qui va proposer des thérapies un peu ou très exotiques[2].

Il va aussi, se référant à internet, poser des questions auxquelles nombre de praticiens ne sauront répondre en totalité ou de manière totalement satisfaisante, car nul ne peut tout connaître[3].

---

2 : Souvenez-vous des médecins-chirurgiens philippins.
3 : Demandez ce qu'est l'acutisation dans la LMC, internet vous répond mais pas votre généraliste !

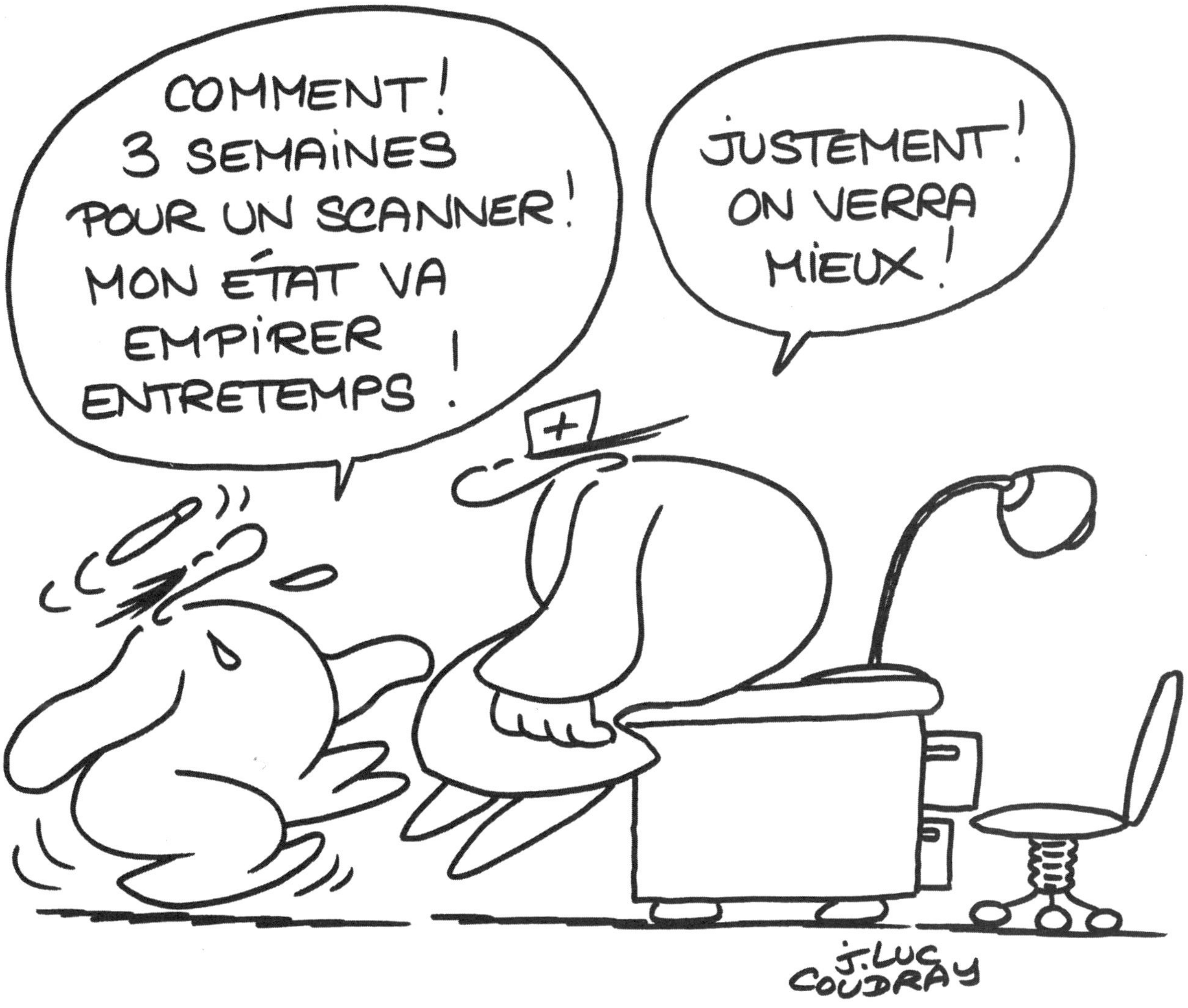
COMMENT ! 3 SEMAINES POUR UN SCANNER ! MON ÉTAT VA EMPIRER ENTRETEMPS !
JUSTEMENT ! ON VERRA MIEUX !
J. LUC COUDRAY

S'enclenche un cycle de demande d'efficacité, de connaissances, et surtout de réponse absolue ; ce cycle peut conduire à des erreurs, des divagations diagnostiques ou thérapeutiques, peut faire perdre du temps, ce fameux temps si réclamé et considéré comme si important.

Il est nuisible car le risque est que de l'insatisfaction des solutions ne naisse une surabondance de démarches coûteuses pour la société et souvent inutiles.

Le temps, l'écoute et la compréhension du problème peuvent souvent dénouer la situation avec le minimum de dégâts.

Ce *malade-client* s'entendra relativement bien avec tous les types de médecins, pour autant que le facteur temps soit le plus réduit possible. Paradoxe d'une médecine d'écoute.

Il sera soigné en fonction et en qualité égale à sa patience. Vouloir tout et tout de suite, est-ce bien raisonnable ?

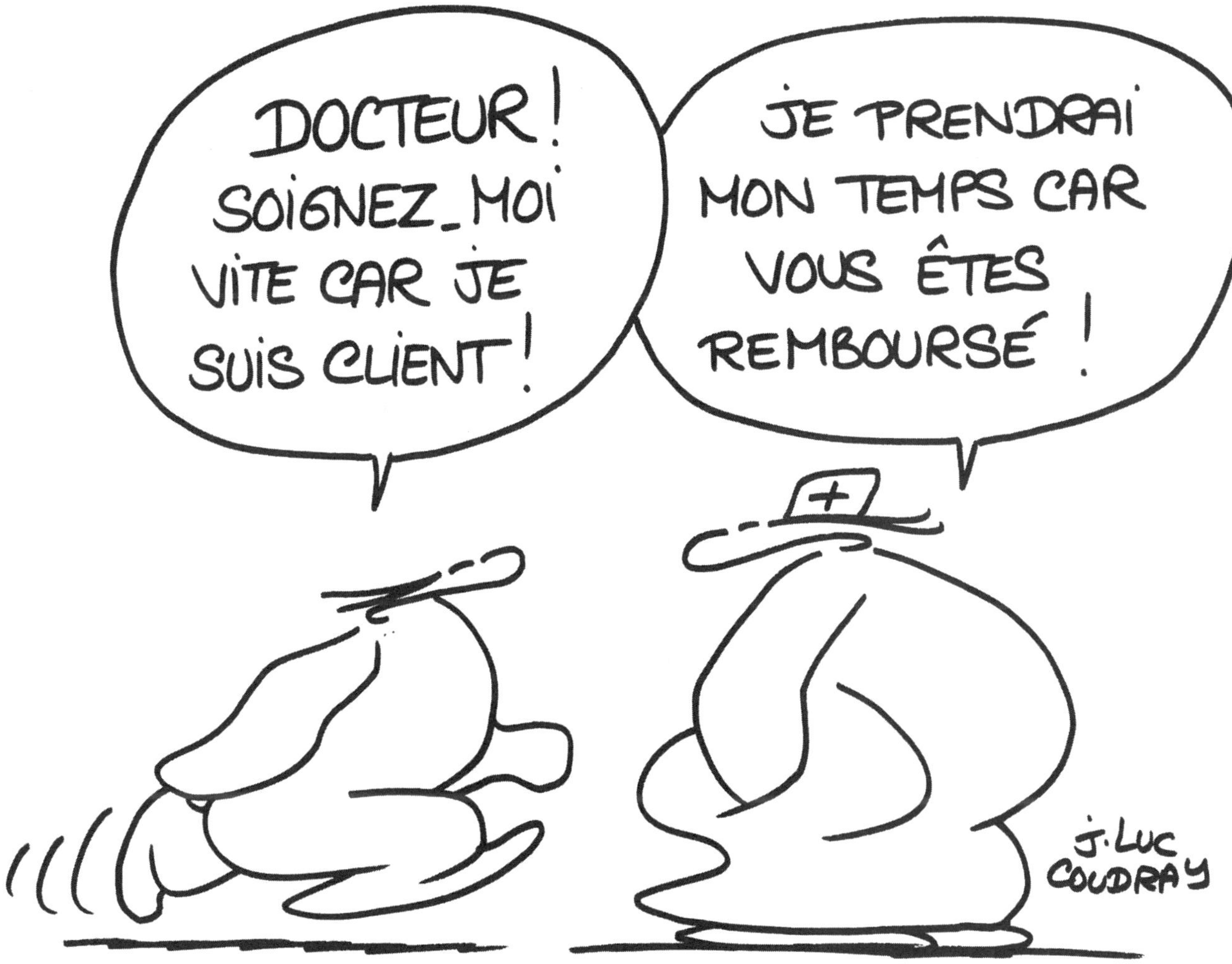
DOCTEUR ! SOIGNEZ-MOI VITE CAR JE SUIS CLIENT !
JE PRENDRAI MON TEMPS CAR VOUS ÊTES REMBOURSÉ !
J. LUC COUDRAY

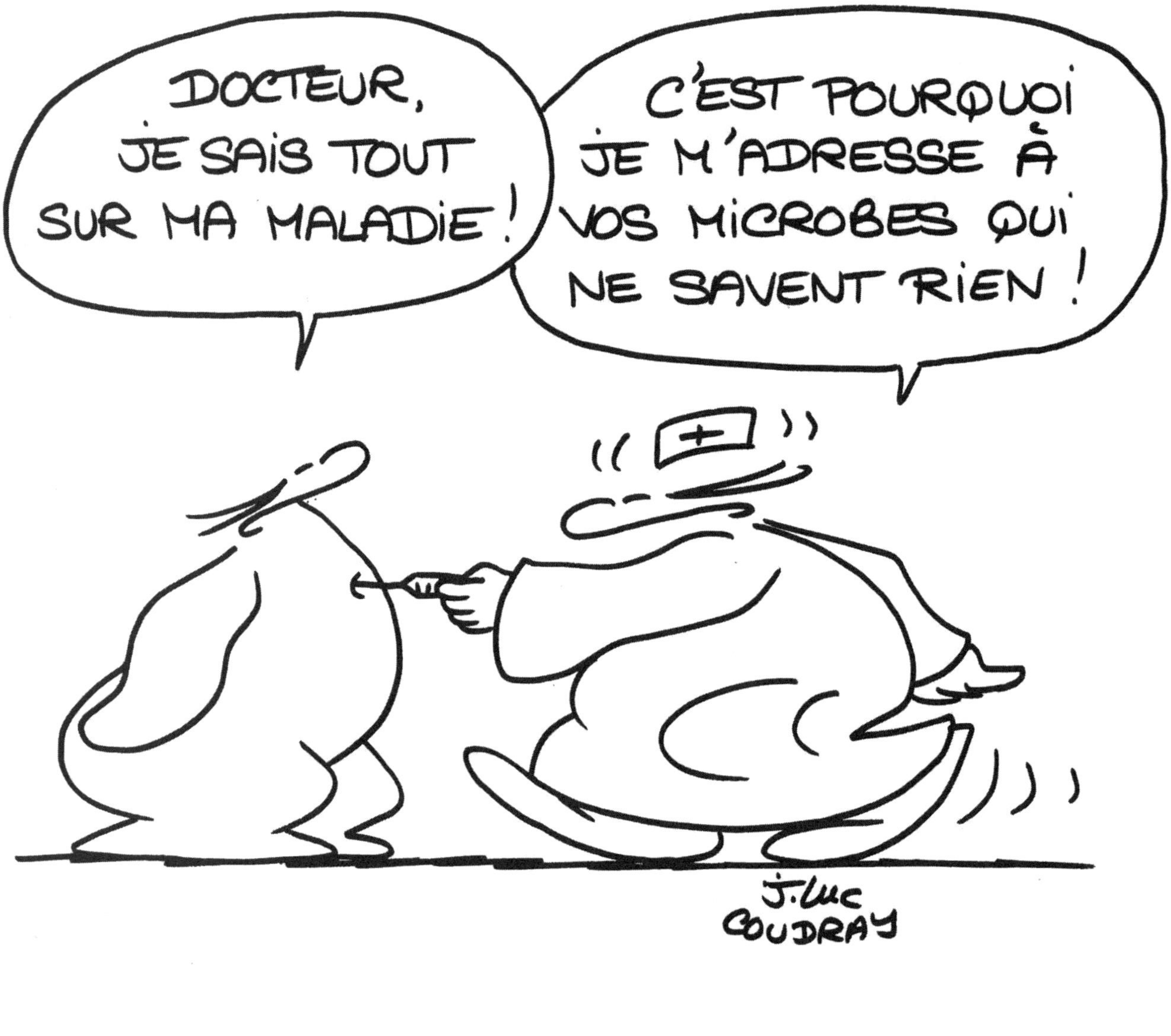
DOCTEUR, JE SAIS TOUT SUR MA MALADIE !
C'EST POURQUOI JE M'ADRESSE À VOS MICROBES QUI NE SAVENT RIEN !
J. Luc COUDRAY

Le malade Revendicatif, Qui sait tout et Obsédé, ou malade RQO

Le malade revendicatif, qui sait tout ou obsédé est certainement le plus redouté des médecins. Nous n'avons pas fait de cadeau aux praticiens, il ne faut pas en faire aux malades.

Le plus simple est de retenir ces phrases mille fois entendues.

« Et je vais attendre encore longtemps ? » (Réflexion émise aussi par le malade-client mais le malade « RQO » est tout à fait capable d'arriver en retard sous des prétextes variés, ce qui est rare chez le malade-client).

« Ho ! excusez-moi, j'ai oublié notre rendez-vous ». (Par téléphone et deux ou trois jours plus tard).

« Eh bien, dans votre salle d'attente, il fait drôlement chaud (froid) ».

« Où sont les toilettes ? » (Alors qu'une pancarte l'indique clairement et que, durant les quelques minutes d'attente, il (elle) pouvait s'y rendre).

« Il faut me prendre rapidement car j'ai un autre rendez-vous ». Et, dans le meilleur des cas, c'est avec un spécialiste dans le domaine pour lequel il (elle) vient consulter un généraliste.

On arrive au florilège des moments de la consultation.

« Vous ne me donnez que ça ? » (La longueur de l'ordonnance fait souvent la différence entre le bon et le mauvais médecin).

« Si vous ne me donnez pas ça (antibiotiques dans quatre-vingt-dix pour cent des cas), je ne pourrai pas guérir ».

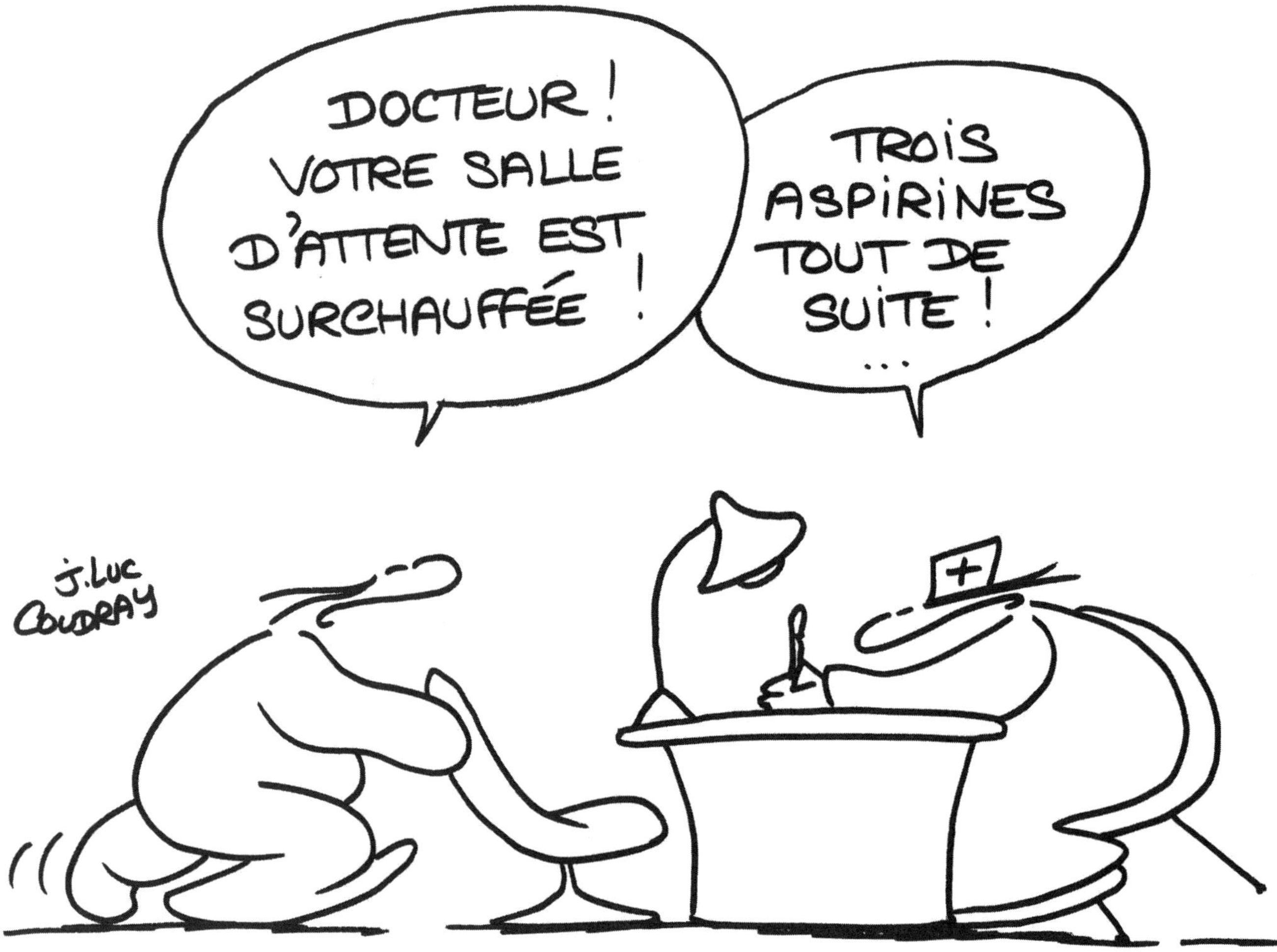
DOCTEUR ! VOTRE SALLE D'ATTENTE EST SURCHAUFFÉE !
TROIS ASPIRINES TOUT DE SUITE ! ...
J.LUC COUDRAY

Variantes…

« L'autre docteur m'en donnait (antibiotiques) à chaque fois. »

« Il me faut… D'ailleurs, j'ai la liste. »

Autre variante amusante :

« Il faut me prendre ma tension, écouter mon cœur et mes poumons. » (Et cela est demandé à chaque consultation, même si la dernière remonte à une semaine et que tout soit normal).

À noter, cependant, que certaines demandes répétitives conduisent parfois à une découverte pathologique non soupçonnée. Donc soyons patients, à notre tour, avec ce malade RQO.

Par contre, avec lui, pas question de faire du « jamais fait habituellement ».

On ne percute pas le thorax car il faut faire déshabiller le(a) patient(e) mais on fait au minimum une radiographie, au mieux un scanner et/ou une IRM.

On ne fait pas de toucher rectal à un homme de plus de cinquante ans s'il vient pour une angine, même s'il explique qu'il se lève quatre fois par nuit. Ou alors il faut prendre le temps d'expliquer le pourquoi du comment mais il peut être difficile d'être convaincant et on court le risque de commentaires (extérieurs : « Vous vous rendez compte mon cher ami, ce médecin me demande d'enlever mon slip pour une angine ! ») On ne fait pas entièrement déshabiller un patient, on se contente de la zone souffrante et tant pis pour les mélanomes diagnostiqués trop tard[4].

4 : Essayez et vous verrez que l'on a du mal à se regarder par derrière.

On ne peut pas tout inclure dans une prise de sang, à moins de décréter qu'il est temps de faire un bilan général. (« Mais, Docteur, celui d'il y a cinq ans était normal, alors ? »).

Ce malade RQO va devenir malade DCA (Doux Comme un Agneau) devant le médecin imbu de son savoir, de sa réussite, de sa notoriété.

Je dis bien imbu, car il existe par ailleurs des médecins sachant beaucoup, ayant réussi, et notoirement connus, qui restent humbles devant le patient. Dans ce cas, le DCA redevient RQO assez rapidement.

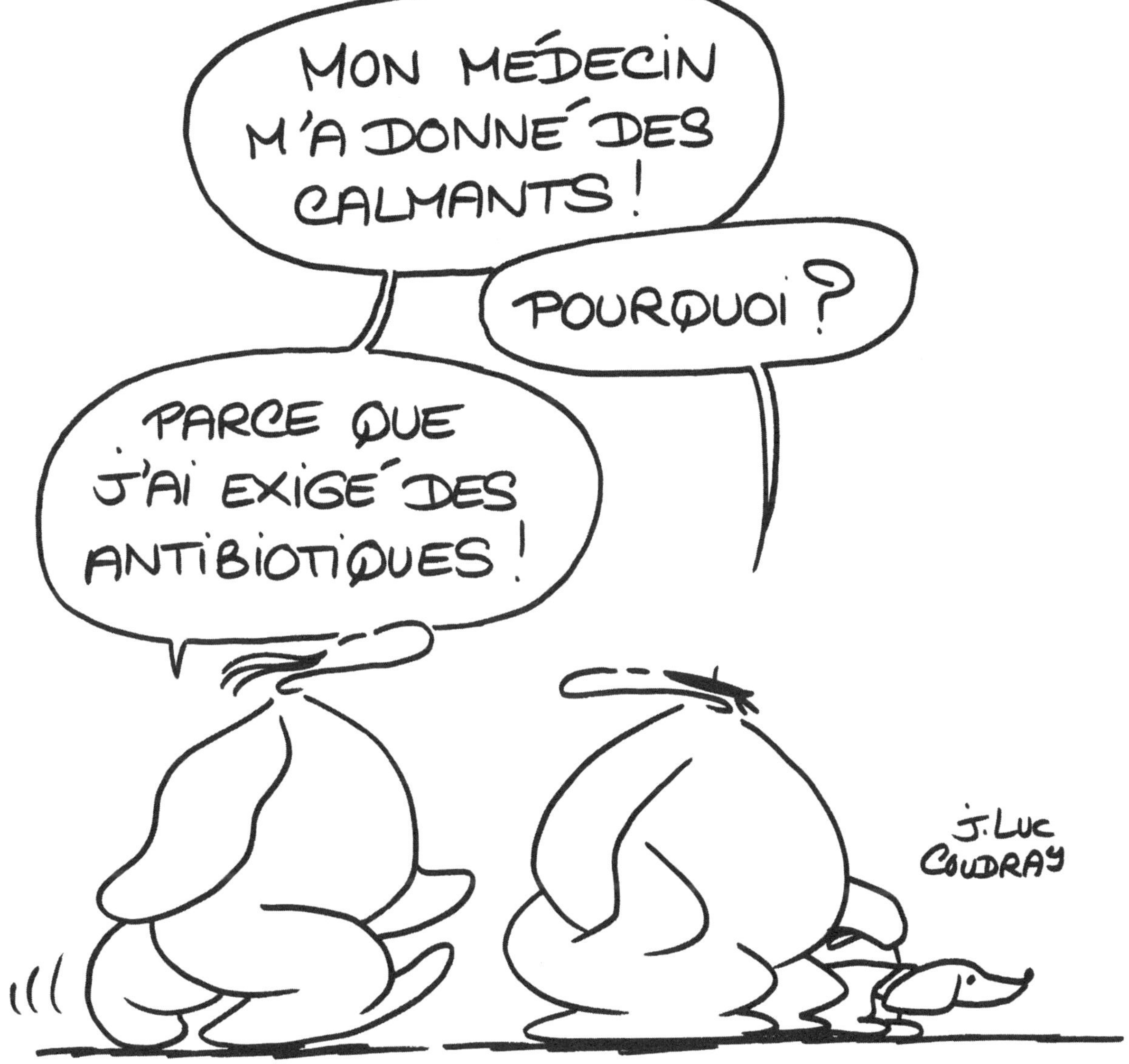
MON MÉDECIN M'A DONNÉ DES CALMANTS !
POURQUOI ?
PARCE QUE J'AI EXIGÉ DES ANTIBIOTIQUES !
J. LUC COUDRAY

Avant d'aborder notre quatrième catégorie de malades, on peut déjà tenter de définir les qualités du médecin idéal et du patient idéal.

Le médecin idéal
Honnête avec lui-même pour son savoir-faire et ses connaissances et n'hésitant pas à dire : « Je ne sais pas[5] ».

Le malade idéal
Plutôt malade-patient mais avec la capacité à poser des questions, à demander des explications. Un mélange subtilement dosé entre le malade-patient et le RQO.

Petit dialogue (pas vraiment) inventé avant d'aborder une chose plus lourde.
Le malade : « Docteur, il faut me faire mon cholestérol[6] ! »
Le médecin : « Il était normal il y a un mois et nous pourrons le vérifier dans un an, mais pas avant ».

Autre version.
Le malade : « Docteur, il faut me faire mon cholestérol, c'est *important* ! »
Le médecin : « Bien sûr, on va vous faire faire un petit[7] cholestérol même si celui du mois dernier était normal et avec ça on pourrait demander les triglycérides ? »
Le client : « Et avec les triglycérides on peut pas demander aussi le sucre ? »
Le vendeur : « Bien sûr et je vous rajoute une petite numération formule sanguine avec vitesse de sédimentation, nous disons NFS + VS et comme c'est remboursé, un dosage de l'acide urique, car on ne sait jamais ».
Le client : C'est bien gentil de votre part, mais que pensez-vous du HIV ? »
Le vendeur : « Malgré votre âge (soixante-dix ans) il faut prendre toutes les précautions ».
Le client : « Vous êtes bien bon et je vous remercie ».
Le vendeur : « À la semaine prochaine avec les résultats des examens ».

Histoire sans commentaire.

5 : Voir annexe.
6 : À ma connaissance, on ne peut pas faire du cholestérol aux patients, ou alors il faut les faire manger ou alors les stresser suffisamment, car le stress augmente le taux de cholestérol.
7 : Pourquoi petit ?

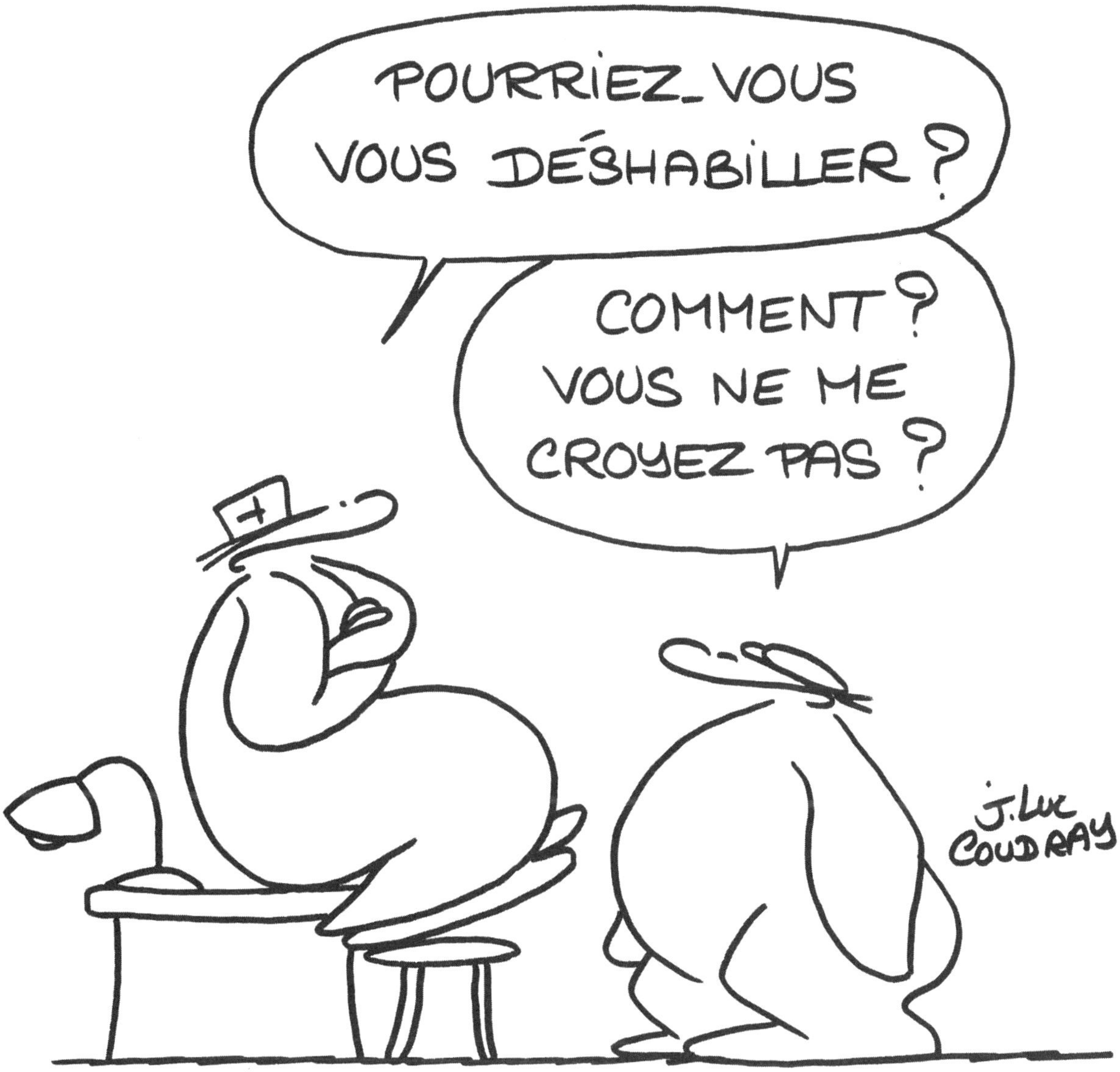
POURRIEZ-VOUS VOUS DÉSHABILLER ?
COMMENT ? VOUS NE ME CROYEZ PAS ?
J. LUC COUDRAY

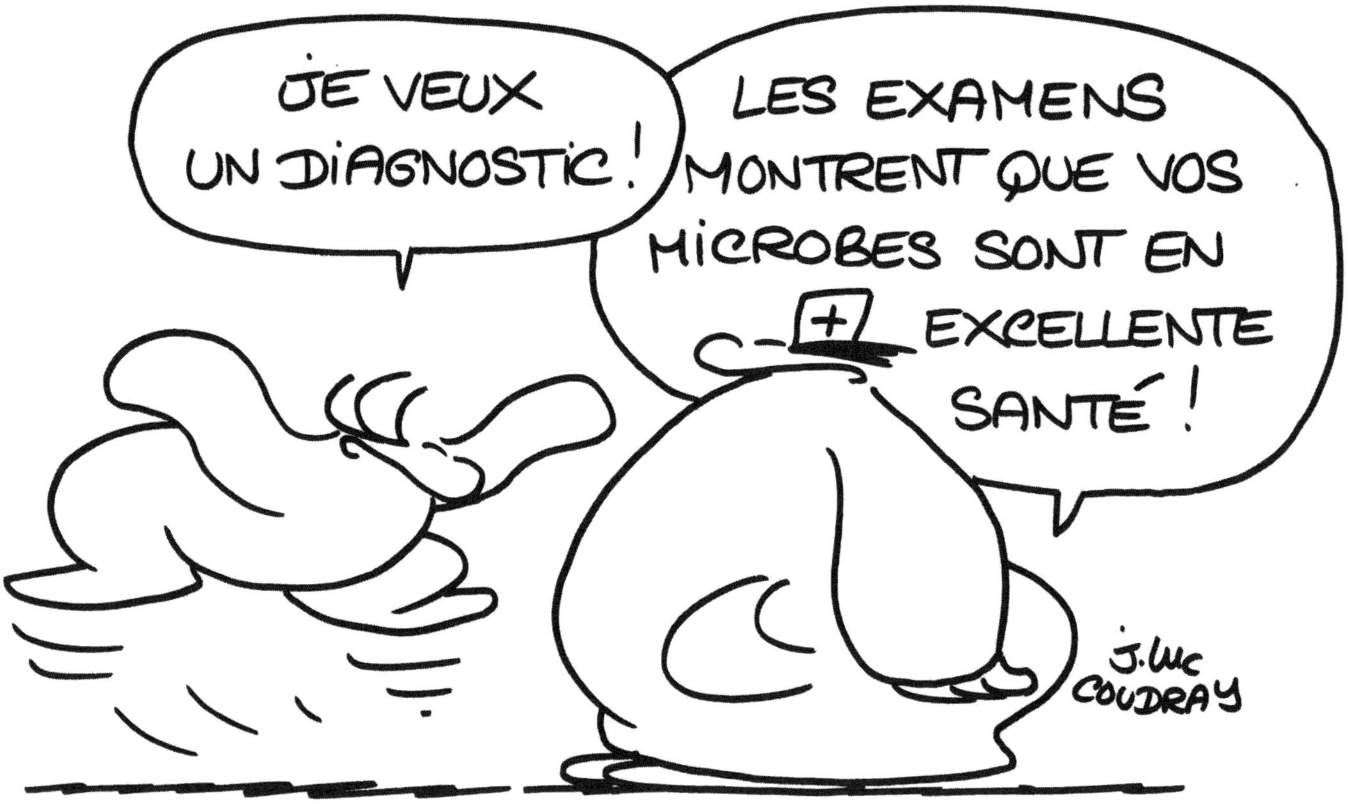
JE VEUX UN DIAGNOSTIC !
LES EXAMENS MONTRENT QUE VOS MICROBES SONT EN EXCELLENTE SANTÉ !
J. LUC COUDRAY

Le malade à pathologie grave

Le problème le plus difficile, c'est le malade à pathologie grave.

À l'occasion d'un bilan, d'un examen de routine, d'une consultation, on suspecte ou l'on découvre une pathologie grave. Cancer, HIV positif, hypertension maligne, diabète très avancé, dégénérescences diverses mais incurables, maladies rares et plus ou moins mortelles.

Une question doit se poser. Doit-on dire toute la vérité (les États-Unis ont tranché pour le « tout vérité »). Mais, s'il faut dire la vérité, à qui la dire ? Au patient, à ses proches, aux deux ? Et quand est-il souhaitable de ne rien dire ?

À ma connaissance, ce problème n'a pas de réponse précise et il semble que chacun fait du mieux qu'il peut ou fait ce qu'il lui semble le meilleur.

Ce problème se verra plus loin, là où nous discuterons du couple « médecin malade ». Et là, ce couple qui se construit, se dirige soit vers le divorce, soit vers la compassion, soit dans la froideur clinique qui reviendra à terme, dans le divorce ou la compassion, avec échappement possible dans l'irrationnel thérapeutique (voire gourou de tout poil).

Le divorce sera une sorte de déni de la réalité.

Le médecin est lâche en adressant le malade à un cher confrère pour ne pas avouer le diagnostic (différent du « je ne sais pas »), évitant le traitement que l'on sait ou que l'on croit incertain.

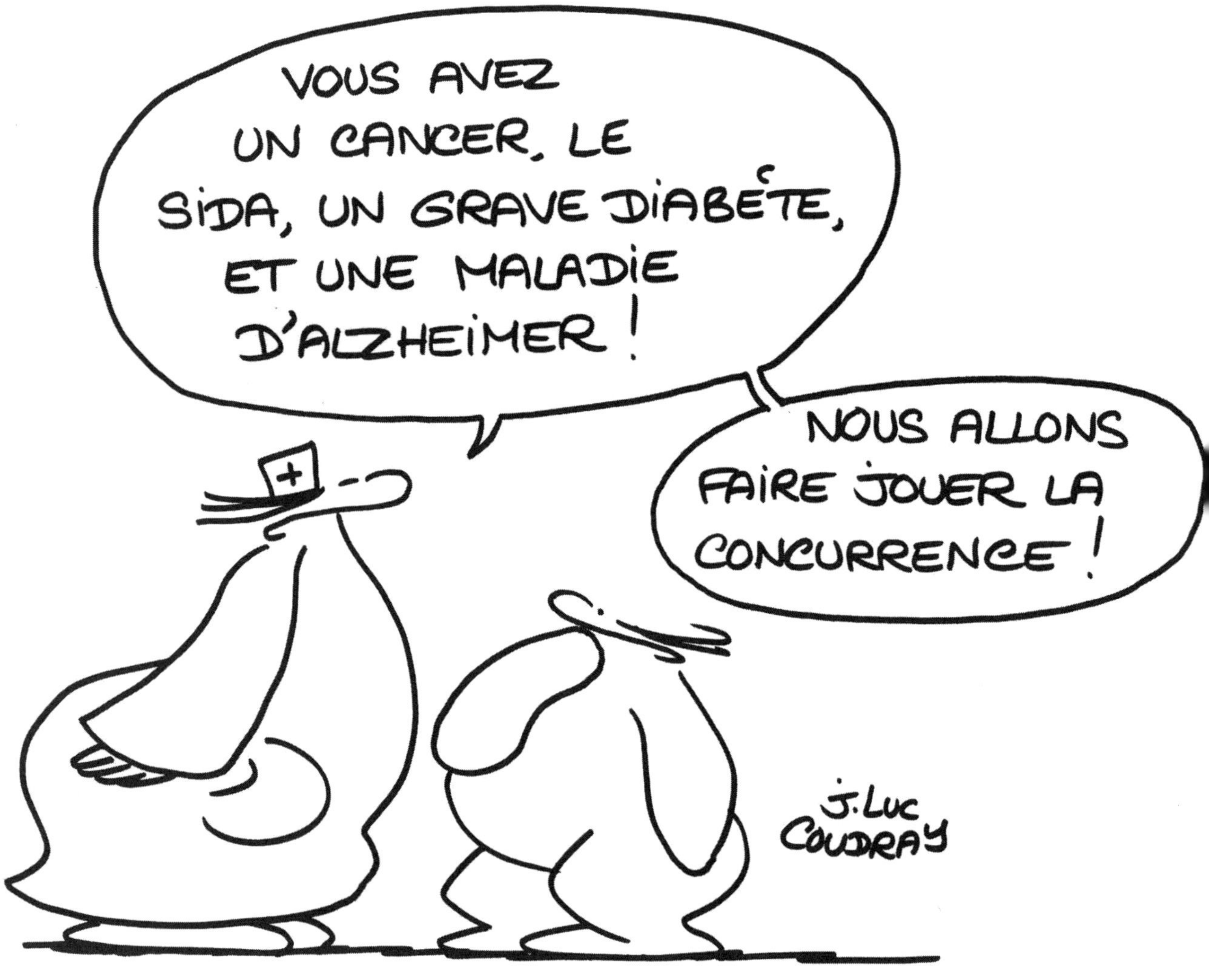
VOUS AVEZ UN CANCER. LE SIDA, UN GRAVE DIABÈTE, ET UNE MALADIE D'ALZHEIMER !
NOUS ALLONS FAIRE JOUER LA CONCURRENCE !
J. LUC COUDRAY

Qu'on ne s'y trompe pas, ce divorce est ressenti par le patient comme une forme de trahison. « J'avais confiance en lui, mais il (mon médecin) ne croyait plus en ma confiance ».

Le couple meurt et chacun perd un peu de lui-même au moment où il faudrait être fort.

Le médecin est coupable en minimisant les faits : « Ce n'est pas grand-chose. On va encore attendre un peu. Il faudrait refaire d'autres examens. Je me renseigne et je vous tiens au courant ».

Le divorce est programmé, mais il sera plus long à venir. Il surgira quand, au pied du mur, il faudra avouer le diagnostic et ainsi reconnaître la perte de temps.

Ce divorce ne sera pas vécu comme une trahison mais subsistera une certaine rancune bien compréhensible : « Comment puis-je continuer à lui faire confiance alors qu'il m'a menti ? »

Coupable aussi le médecin qui, en toute bonne foi, veut assumer une situation qui le dépasse (manque de connaissances par exemple).

Le divorce se fera aussi, mais avec peut-être la douceur des époux comprenant qu'ils n'étaient pas faits l'un pour l'autre, tout en reconnaissant qu'ils se sont jadis aimés.

Le divorce signe l'échec de notre couple médecin malade. Et point besoin de jugement pour dire que la charge de « l'enfant (la maladie) » va au patient. Et le pas est vite franchi pour le patient de revendiquer des dommages et intérêts.

La dangerosité de ce système tient au fait que les patients puissent de plus en plus devenir RQO et que le médecin va devoir ouvrir « le parapluie », sinon « le parasol ». Dans le pire des cas, au détriment du contribuable que nous sommes tous, à cause des examens en tous genres pour assurer et se rassurer lui-même.

Car il faut savoir que le médecin n'ayant pas demandé tel ou tel examen, qui aurait pu donner une indication diagnostique et thérapeutique, sera fautif devant un tribunal. Ainsi, même s'il sait que l'examen est inutile, il le demandera pour couvrir ses arrières.

On arrive à une situation complètement folle ou, avec la pression médiatique, on contribue à creuser le gouffre de notre chère Sécu.

On pourrait développer la notion de l'examen de « réassurance ». Comment choisir entre l'examen de « confort intellectuel » et l'examen utile, sachant que l'examen utile peut être parfaitement négatif et celui de « confort » apporter une (mauvaise) surprise ?

Dilemme du thérapeute, qui de plus en plus aura tendance à tout faire.

On peut de moins en moins, pour des raisons juridiques, faire l'économie d'un scanner ou d'une IRM, d'une fibroscopie ou d'une colonoscopie, et que dire des examens biologiques répétitifs.

Satisfaire le patient, assurer sa sécurité diagnostique et ne pas faire dépenser trop d'argent : bonne chance !

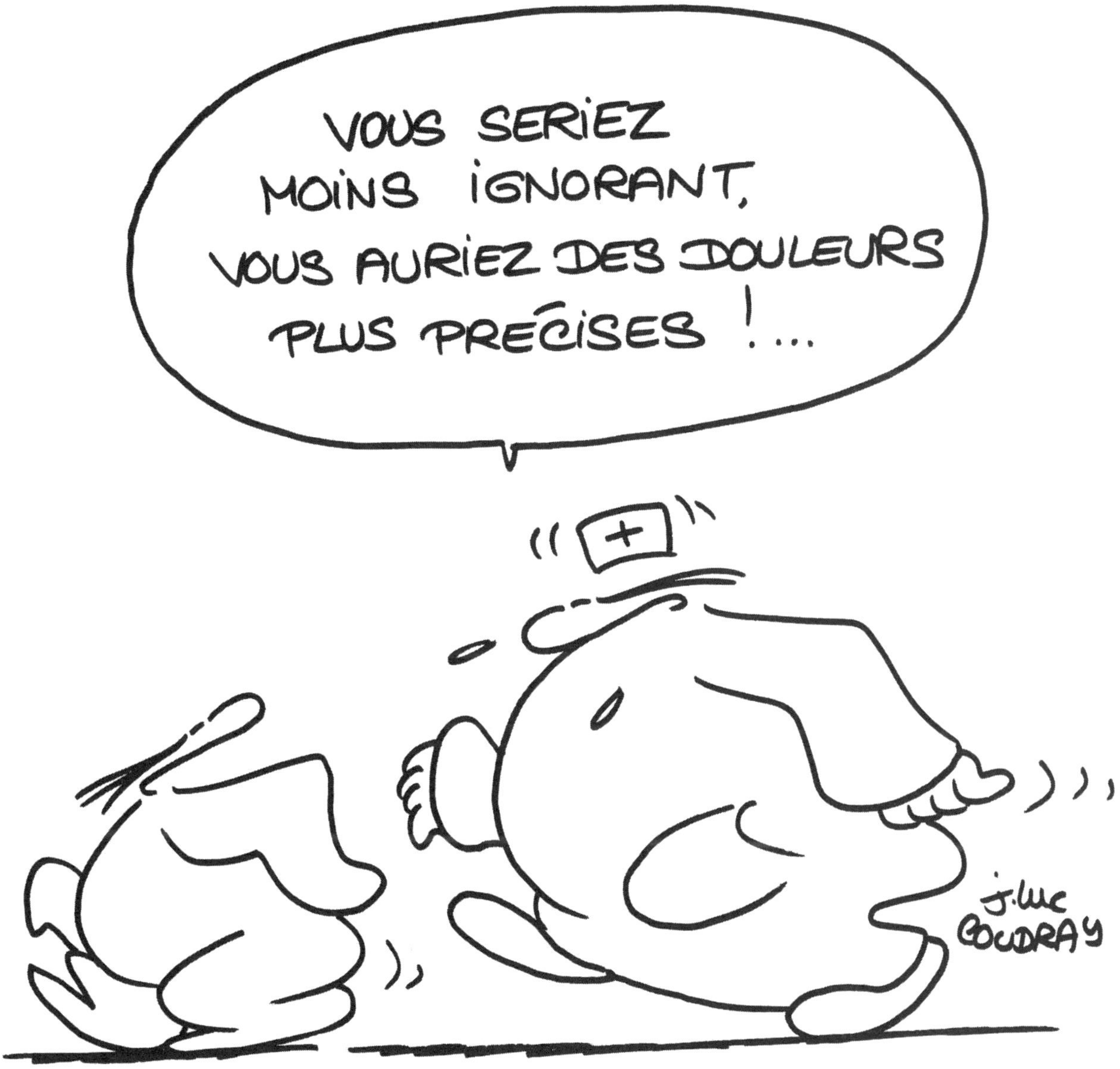
VOUS SERIEZ
MOINS IGNORANT,
VOUS AURIEZ DES DOULEURS
PLUS PRÉCISES !...
J.LUC COUDRAY

La compassion, c'est de tenter de faire au mieux avec les moyens dont on dispose tout en tentant d'en connaître de meilleurs.

C'est accompagner, soulager autant que l'on peut, mais vivre des instants inéluctables.

Le divorce sera doux, mais se terminera par la disparition de l'un des deux.

Oh ! Combien de médecins sont morts avant leurs patients !

La froideur clinique vise à l'essentiel.

« Vous avez un cancer.

– C'est grave ?

– Il faut envisager : chimiothérapie, radiothérapie, ablation ».

« Vos chances de survie à cinq ans sont de x pour cent ».

« Il faut commencer le traitement immédiatement ».

L'impression est donnée d'une machinerie bien huilée, d'un protocole rigoureux, d'une attente presque certaine de bons résultats.

« Hier, j'ai revu une de mes patientes, elle est guérie ».

« Le traitement, maintenant, se supporte très bien ».

« Non, vous ne perdrez pas vos cheveux ».

« Oui, l'ablation de la prostate est nécessaire ».

« Vous verrez, l'autre sein sera identique ».

« La trithérapie donne de très bons résultats ».

Le point positif est, qu'en effet, il y a des rémissions spectaculaires, des guérisons définitives.

Ces cliniciens ont certainement raison dans leur rationalité, à ce prix des vies sont sauvées, mais que faire des autres patients ?

On ne veut pas mourir et pourtant nous sommes tous mortels.

Qu'on ne s'y trompe pas, le malade à pathologie grave est la blessure la plus profonde pour le praticien, la séparation est le risque fondamental, la guérison restaure toutes les confiances mais le risque du risque laissera quand même une blessure.

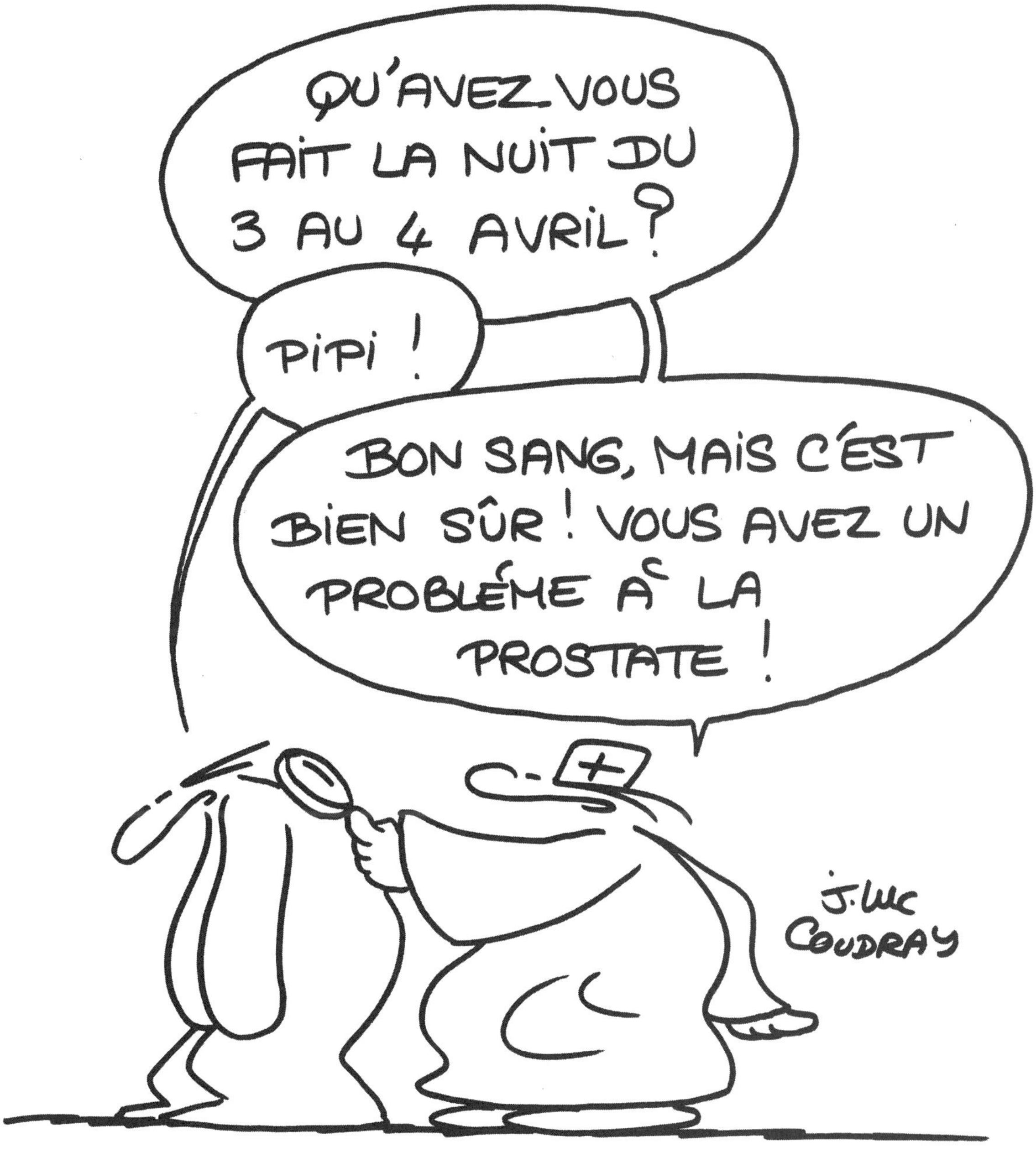
QU'AVEZ-VOUS FAIT LA NUIT DU 3 AU 4 AVRIL ?
PIPI !
BON SANG, MAIS C'EST BIEN SÛR ! VOUS AVEZ UN PROBLÉME À LA PROSTATE !
J.LUC COUDRAY

Croyez bien que le médecin est souffrance quand il ne peut plus exercer son art, alors que comme tout artiste, il tend vers la perfection, encouragé à ce niveau par les moyens techniques actuels.

Ce ne sont plus les travers dénoncés dans les catégories médicales qui le guident (argent, honneur, famille) mais, quelque part, le souhait de vaincre et expliquer sa propre mort.

C'est pour cela que le médecin est et reste l'ami du malade. Le médecin est un patient en sursis et il le sait.

Cette note réaliste ne doit pas oblitérer tous les espoirs (raisonnables) que nous devons garder dans la thérapie et les progrès qu'elle accomplit.

Avant d'aborder notre trio « médecin malade thérapie », revoyons le couple médecin malade.

Chapitre 3

Le couple médecin malade

Le couple médecin malade, comme tout couple, s'aime, se dispute, se soupçonne, part puis revient. Il y a des moments de calme puis des moments de tension. Un peu le : « Je t'aime, moi non plus ».

À l'inverse du couple habituel, il y a une volonté de stérilité affirmée : « Je n'ai rien, merci beaucoup docteur ». Cette notion « amoureuse » est rarement évoquée, mais elle existe consciemment ou inconsciemment.

Ne pas aimer son patient, c'est parfois le « mal-traiter ».

Avoir une sorte d'indifférence un peu paternaliste, c'est de ne pas tout écouter en voulant aller à l'essentiel.

Le malade comme le médecin, vont jouer, parfois mal, dans cette relation.

Le malade, ennuyeux parce qu'il ne veut pas entendre ou comprendre, va fausser la relation du couple.

Le médecin pressé (pour toutes sortes de bonnes raisons) ne va pas écouter et surtout ne va pas poser les bonnes questions.

Sur le pas de la porte, combien de malades ont dit, combien de médecins ont entendu un élément primordial pour le diagnostic à poser ? Réticence de part ou d'autre au cours de la consultation, oubli, pudeur et non-dit :

« Je pensais que vous comprendriez.

« Vous n'aviez pas compris ? »

Ce couple procède des définitions, un peu caricaturales, que nous avons données précédemment. Mais il est important de saisir toute l'interaction que ce couple peut générer ; sans entrer dans le détail des multiples facettes, il faut garder à l'esprit que l'un interagit sur l'autre.

Le bon médecin fait-il le bon malade ou le bon patient crée-t-il le bon praticien ? Couple indissociable mais capable de rupture ou de continuité.

Nous retrouverons tous les défauts du couple : volage, inconstant, infidèle, jaloux, possessif, mais aussi toutes *les qualités : amour, tendresse, affection et surtout confiance.*

Le divorce sera peine, un peu, beaucoup, énormément.

Le couple s'achemine vers le point crucial. L'incontournable diagnostic. Ce diagnostic justifiant la relation et pouvant être source de malheur ou de bonheur.

Il faut bien comprendre que le but final de cette relation est le savoir de ce qui se passe. Le malade apporte sa souffrance, le médecin sa connaissance.

Et, dans notre couple, nous avons évoqué la cruciale interrogation du « dire » la vérité de la pathologie grave.

Il faut, me semble-t-il, redonner au praticien la possibilité du choix, de son choix, en face de pathologies lourdes, sans qu'il n'encoure des risques procéduriers.

Qui peut, mieux que lui, discerner le poids du « dire » et juger de son opportunité face à un patient et à ses proches, plus ou moins capables d'en discerner les conséquences.

Lourde responsabilité où le praticien a de plus en plus tendance à ouvrir « le parapluie » et, de ce fait, déléguer à ses chers confrères.

Quel dommage !

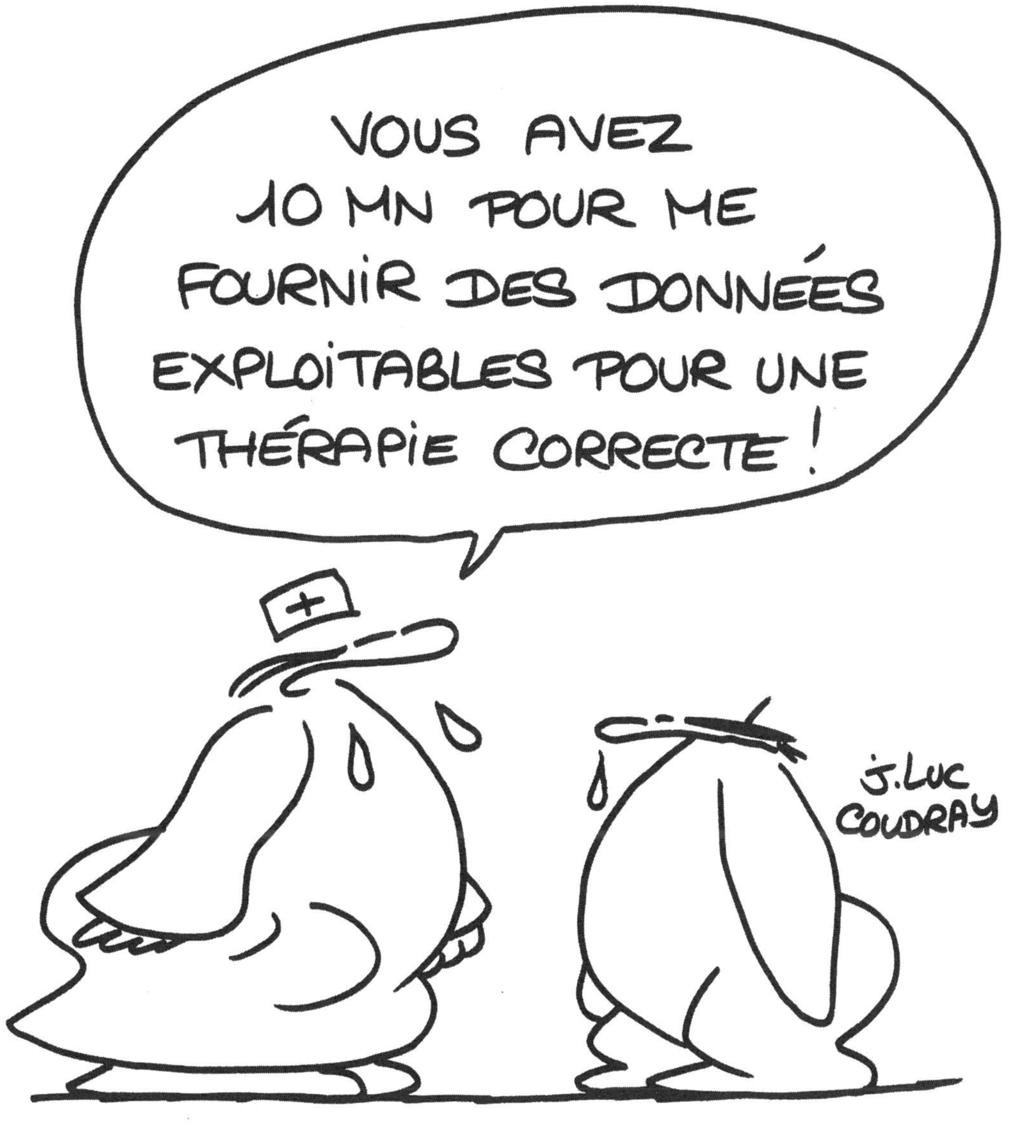
VOUS AVEZ 10 MN POUR ME FOURNIR DES DONNÉES EXPLOITABLES POUR UNE THÉRAPIE CORRECTE !
J.LUC COUDRAY

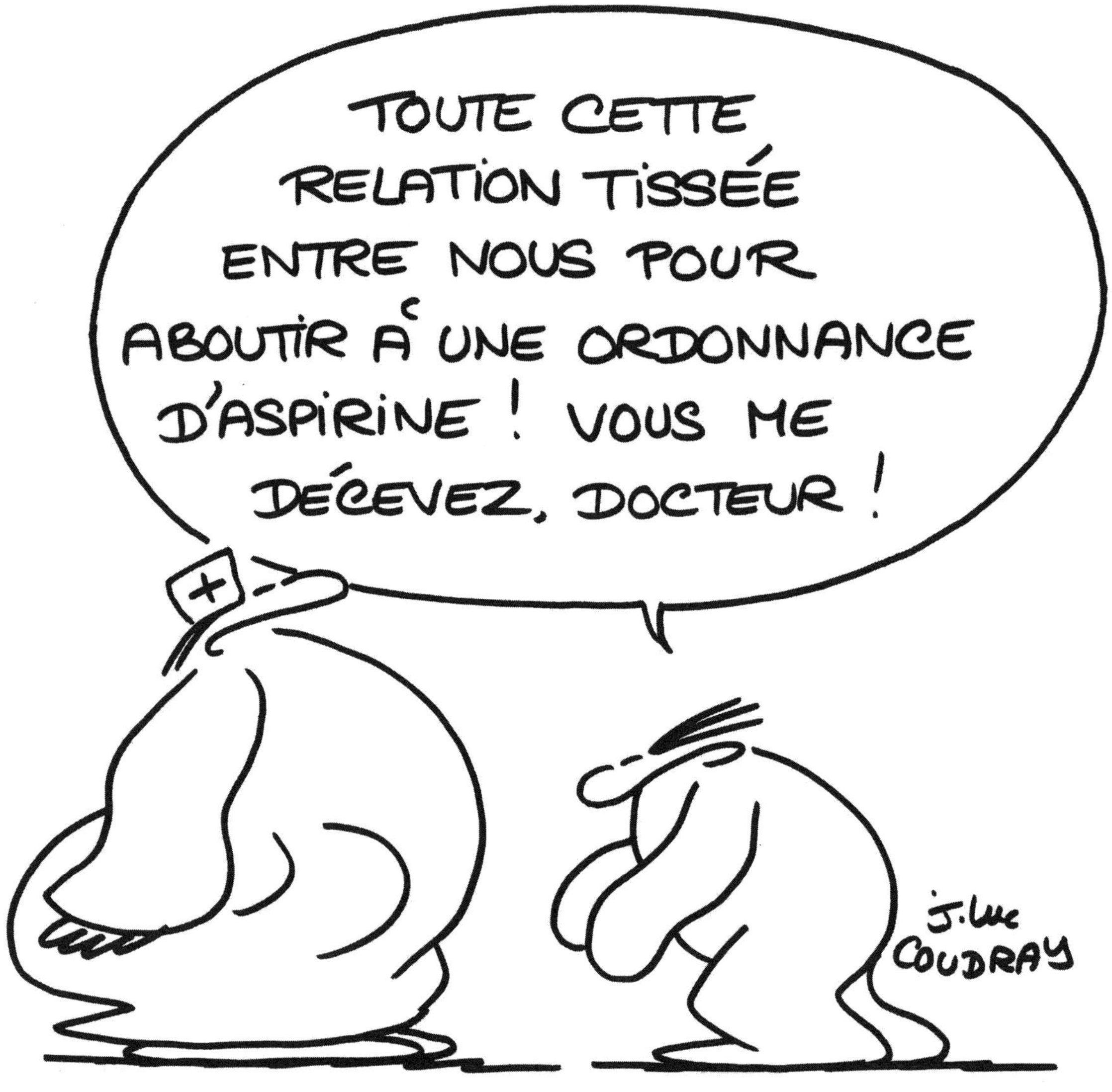
TOUTE CETTE RELATION TISSÉE ENTRE NOUS POUR ABOUTIR À UNE ORDONNANCE D'ASPIRINE ! VOUS ME DÉCEVEZ, DOCTEUR !
J.Luc COUDRAY

Chapitre 4

Le diagnostic

Ce cher diagnostic, tant désiré, tant souhaité et tant redouté. Pierre angulaire pour évoluer vers les thérapies.

Sans diagnostic précis, il n'y a rien, et le pudique terme de « traitement à l'aveugle » veut simplement dire que l'on ne sait pas mais que l'on essaye quand même !

Il y a deux sortes de diagnostics : celui, formel, et qui ne souffre aucun atermoiement, et celui que l'on pourrait dire être un « non-diagnostic » recevable ou temporaire.

Le diagnostic formel

Avec le diagnostic formel, la pathologie est étiquetée sans équivoque. On sait alors le traitement adéquat et l'urgence de la mise en route de celui-ci, mais les praticiens considèrent aussi le temps de la réflexion.

Ce diagnostic formel sera autant le fruit du savoir du médecin que de la bonne volonté du malade de répondre franchement aux questions posées.

Pour un bon diagnostic, il ne faut aucun mensonge de la part du médecin comme du malade.

Le médecin doit savoir où ses compétences s'arrêtent et être capable du « je ne sais pas », qui va permettre une orientation différente, orientation qui aura plus de chances de découvrir le bon diagnostic.

Bien évidemment, l'ensemble des examens biologiques et/ou radiologiques sera demandé avant le transfert vers un autre praticien. Libre à cet autre de demander des examens complémentaires.

Parfois, le temps joue un rôle non négligeable pour affiner une décision diagnostique ou thérapeutique. Parfois aussi, le patient comprend mal ce qu'il estime être une perte de temps.

Ne pas faire fausse route devant des signes trompeurs : la suspicion d'appendicite devant une colite du côté droit, ou l'inverse. D'où toute notion incontournable de l'examen clinique approfondi et de l'*anamnèse* (histoire de la maladie : quand, où, comment, quel rythme, après quoi, etc.)

Ce qui peut apparaître comme une indiscrétion ou des questions saugrenues...

« J'ai mal au ventre et le docteur me demande si j'ai mal au-dessus de la clavicule gauche ! »

« J'ai un problème pulmonaire avec une gêne respiratoire et il me parle des opérations que j'ai pu subir récemment ! »

« J'ai une angine et ce n'est pas la première et il veut me faire faire des examens biologiques et voir un cardiologue, alors qu'avant les antibiotiques réglaient le problème en six jours. C'est vrai que je m'essouffle un peu et que j'ai de la fièvre, mais quand même ! »

« Il me gratte le dessous du pied et il veut que j'aille voir un neurologue ! »

Tous ces cas de figure correspondent à un acte clinique parfois important ; parlez-en à votre médecin à qui je réserve le plaisir de vous expliquer ces quelques exemples.

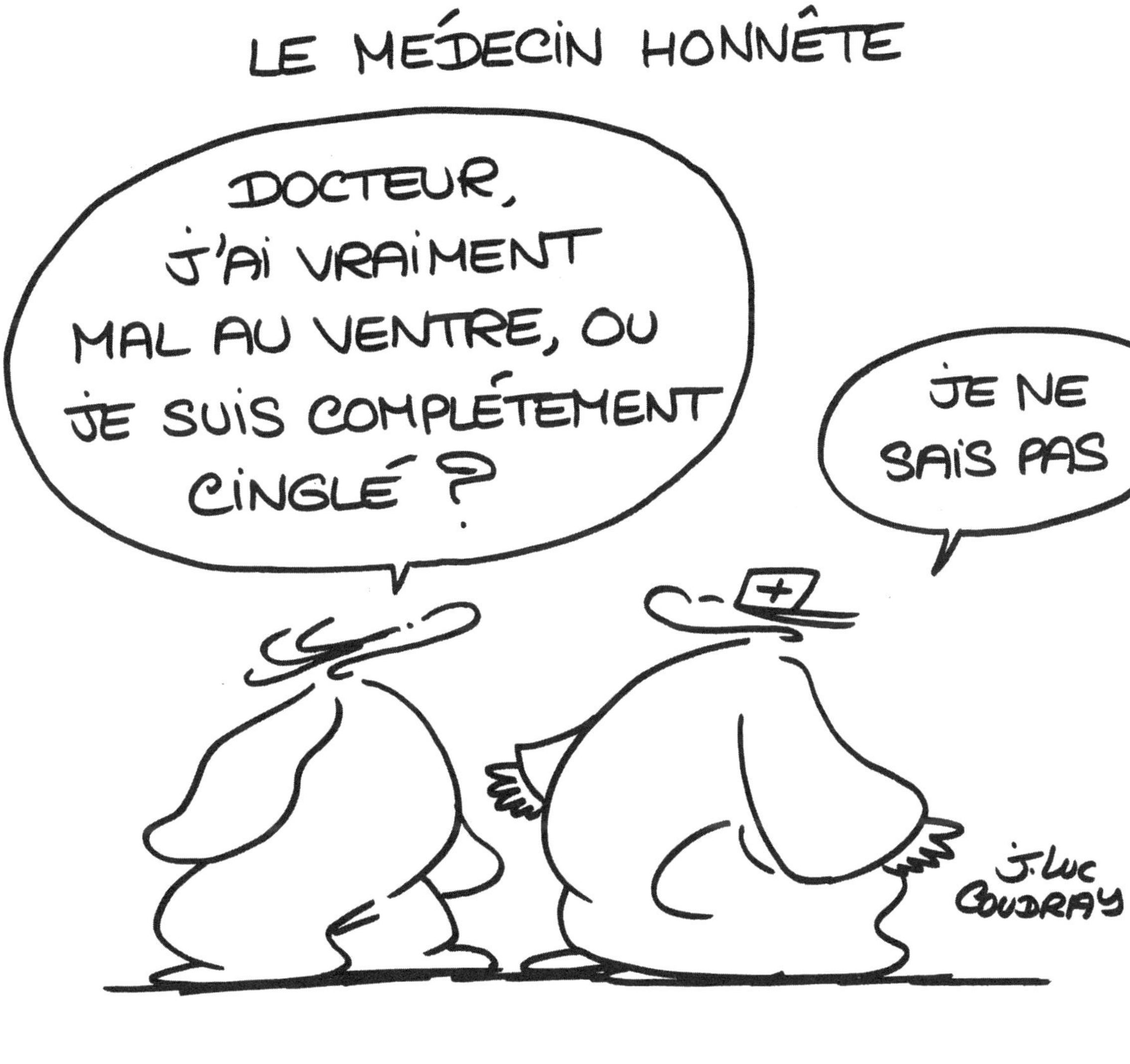
LE MÉDECIN HONNÊTE
DOCTEUR, J'AI VRAIMENT MAL AU VENTRE, OU JE SUIS COMPLÉTEMENT CINGLÉ ?
JE NE SAIS PAS
J. LUC COUDRAY

L'*honnêteté* du malade est tout aussi importante.

Tout dire, tout avouer, ne pas tenter de tricher en diminuant ou en exagérant tel ou tel signe clinique.

« Et là, je vous fais mal?

– Non, pas du tout, oui, mais c'est supportable (variantes : énormément ou aïe, pas si fort) ».

Pour l'anecdote, j'avais quatre ans et ayant mangé beaucoup de prunes avec mon grand-père durant l'après-midi, bien entendu, le mal au ventre était au rendez-vous.

Le lendemain, le mal persistant, ma maman fait venir le docteur. Celui-ci en praticien à l'ancienne (1948) prend le temps de la palpation, me demande si ça fait mal et moi de répondre : « Non ».

Le docteur parti, je fus fier de dire à ma maman que j'avais été courageux et que je n'avais rien dit!

Retour du médecin et leçon de ma maman : « Il faut tout dire au docteur même si ça fait mal ». Il y a eu une bonne appendicite à la clef, délicieusement transformée en péritonite.

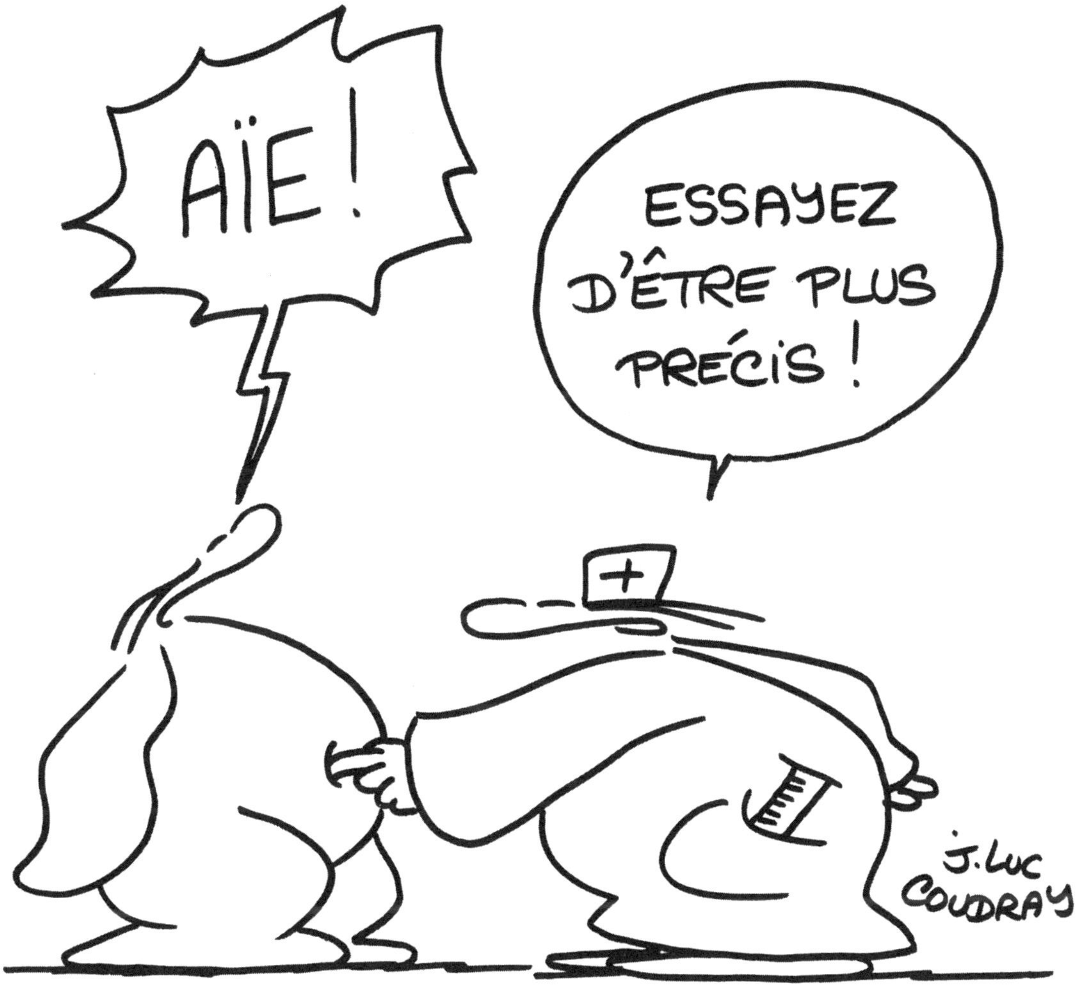
AÏE !
ESSAYEZ D'ÊTRE PLUS PRÉCIS !
J. LUC COUDRAY

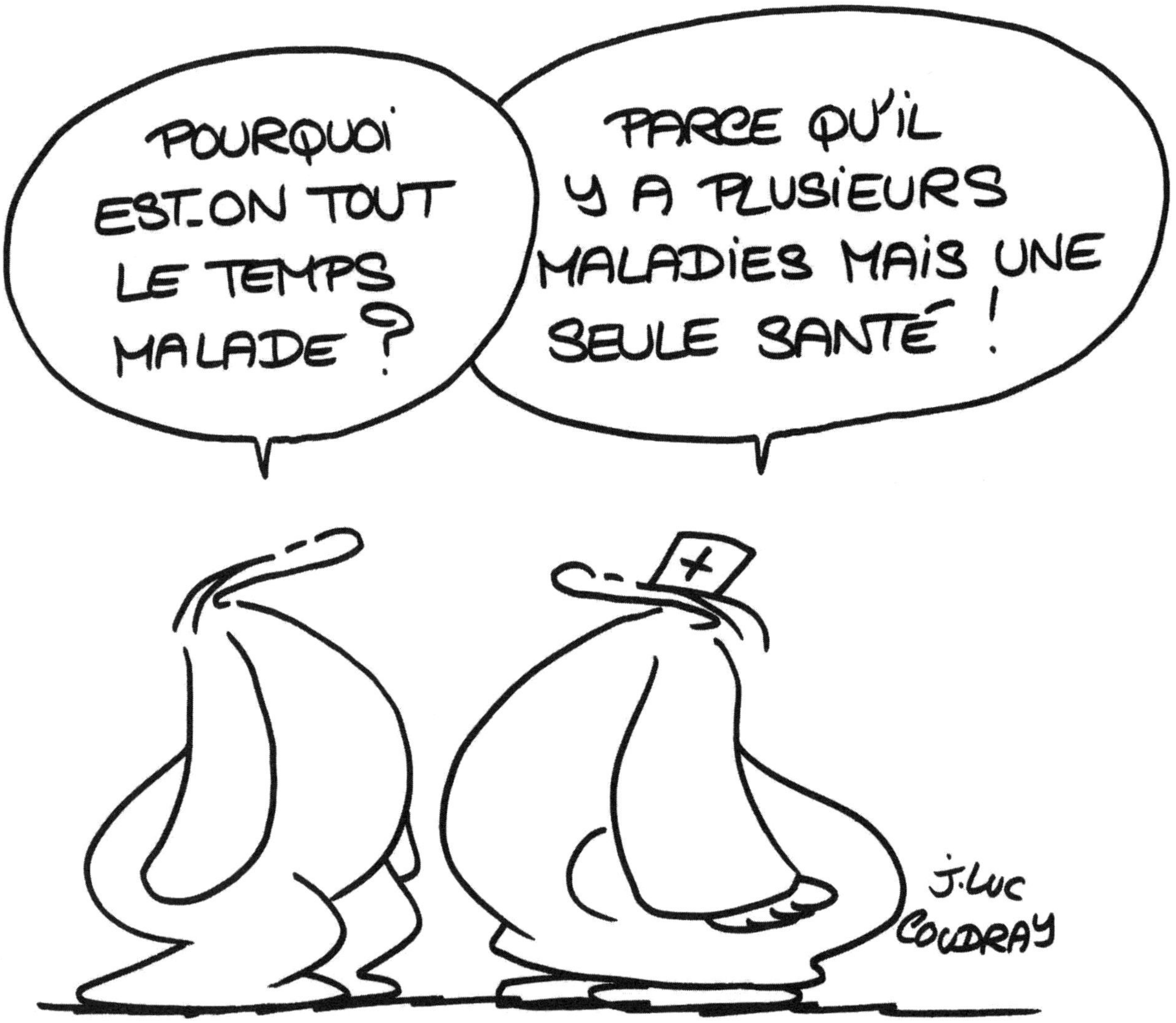
POURQUOI EST-ON TOUT LE TEMPS MALADE ?
PARCE QU'IL Y A PLUSIEURS MALADIES MAIS UNE SEULE SANTÉ !
J-LUC COUDRAY

Le non-diagnostic recevable

La médecine reste un art et ne sera pas avant très longtemps une science absolument exacte. Si la frustration du non-savoir est également partagée par médecins et patients, elle existe et il faut savoir faire avec.

Le « non-diagnostic », c'est la crainte d'être passé à côté de quelque chose, de ne pas avoir suspecté telle ou telle pathologie. C'est la désespérance du patient qui a l'impression que personne ne peut plus rien pour lui.

L'hypocondriaque fait partie de cette catégorie (voir plus loin).

L'errance est compréhensible, se rabattre sur les « gourous fous » est souvent inéluctable avec tout le retard que cela engendre et qui pourrait permettre au non-diagnostic de devenir un diagnostic formel. Car il ne s'agit pas de baisser les bras devant ce non-diagnostic, bien au contraire ; quoi que l'on puisse en penser, les médecins se refusent à cette solution du rien faire.

Ils réfléchissent, se renseignent, discutent avec des confrères, recherchent des cas semblables.

Mais si cette notion était bien établie dans l'esprit du patient comme dans celui du médecin, elle permettrait de ne pas multiplier les investigations douloureuses voire dangereuses.

La vertu de ce « je ne sais pas » est à respecter car elle représente la sauvegarde d'une médecine qui peut alors faire l'économie de ce va-et-vient d'un patient qui ne sait plus vers quel médecin ou quelle médecine se tourner.

Le patient et le médecin devront alors devenir de véritables Sherlock Holmes pour tenter de découvrir indices, preuves directes ou indirectes de tel ou tel problème pathologique.

Le temps peut être long mais peut aider en laissant au temps faire son œuvre. Il n'est pas rare de voir une « pathologie », brutalement apparue, disparaître sans que rien ne fut fait.

Bien sûr, dans ces cas, beau jeu pour la position du « gourou fou » qui s'arrogera le bénéfice du mieux.

Restons humbles devant la maladie et la souffrance.

Le non-diagnostic et le malade hypocondriaque forment le couple maudit. Mais il faut reconnaître la vertu de ce non-diagnostic : éviter tant de démarches inutiles, tant d'investigations sans réponses précises. Car, lorsqu'on demande à un médecin spécialiste un avis, dans la majorité des cas celui-ci se sent obligé de trouver « quelque chose » pour ne pas décevoir son confrère.

Prenons le cas d'un prurit (en français : démangeaisons) chez un homme de la cinquantaine : le généraliste aura, par une investigation clinique et des examens biologiques, éliminé une allergie, une hépatite, ne pourra penser à un prurit sénile (voir l'âge et les démangeaisons) et confiera ce patient à son dermatologue favori en attente d'un diagnostic et surtout d'une thérapie efficace.

Sa crédibilité est à ce prix. À vouloir à toute force répondre, il est possible que se glisse une erreur qui entraînera des examens et des investigations inutiles.

Il faut apprendre au thérapeute comme au patient que cette notion que l'on rencontre souvent, celle du « il faut faire quelque chose à tout prix », est une notion parfois plus nuisible que bénéfique.

Le non-diagnostic est certainement l'une des facettes de la pierre angulaire de la médecine car il demande la patience du patient et l'humilité du praticien.

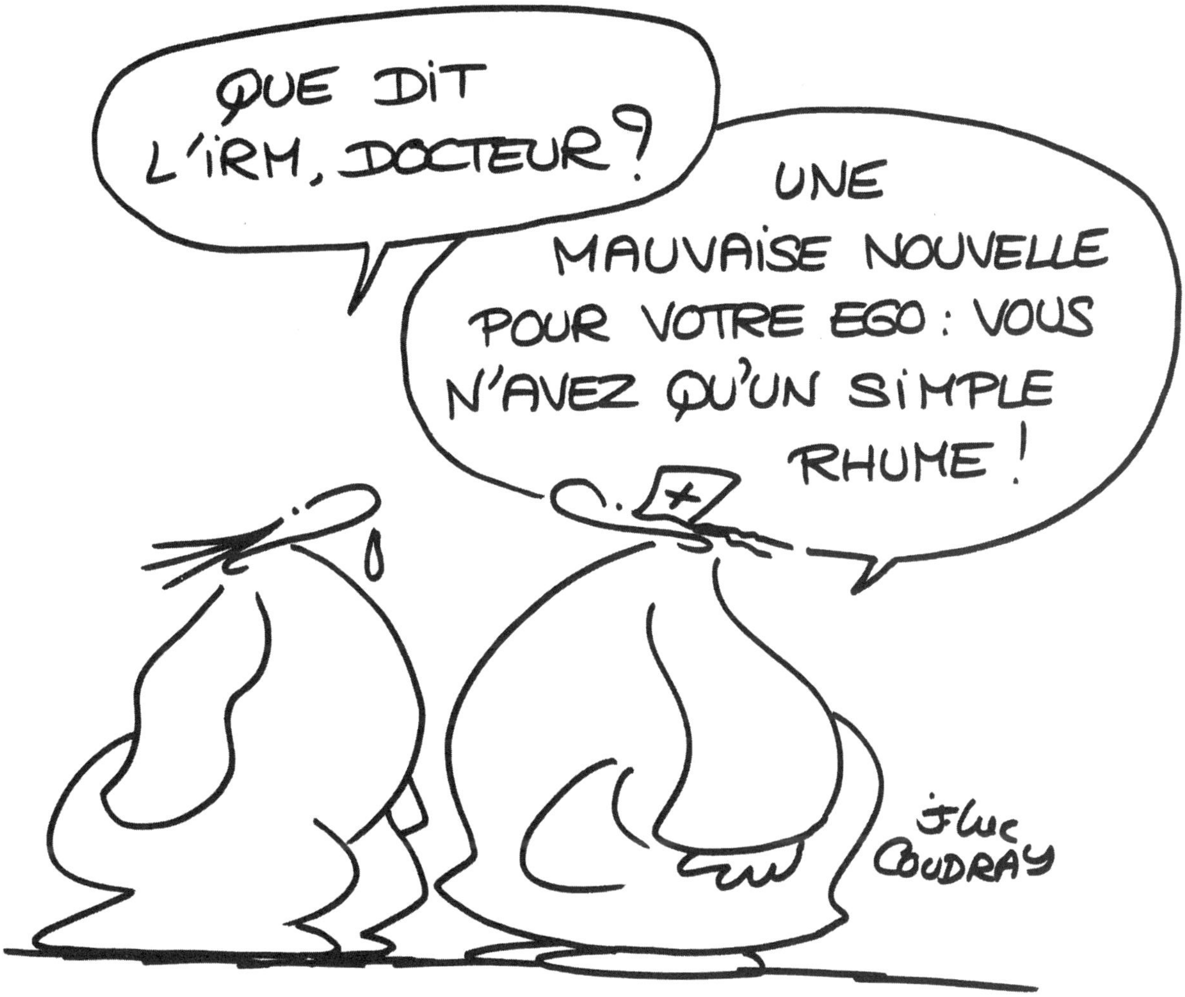
QUE DIT L'IRM, DOCTEUR ?
UNE MAUVAISE NOUVELLE POUR VOTRE EGO : VOUS N'AVEZ QU'UN SIMPLE RHUME !
J.Luc COUDRAY

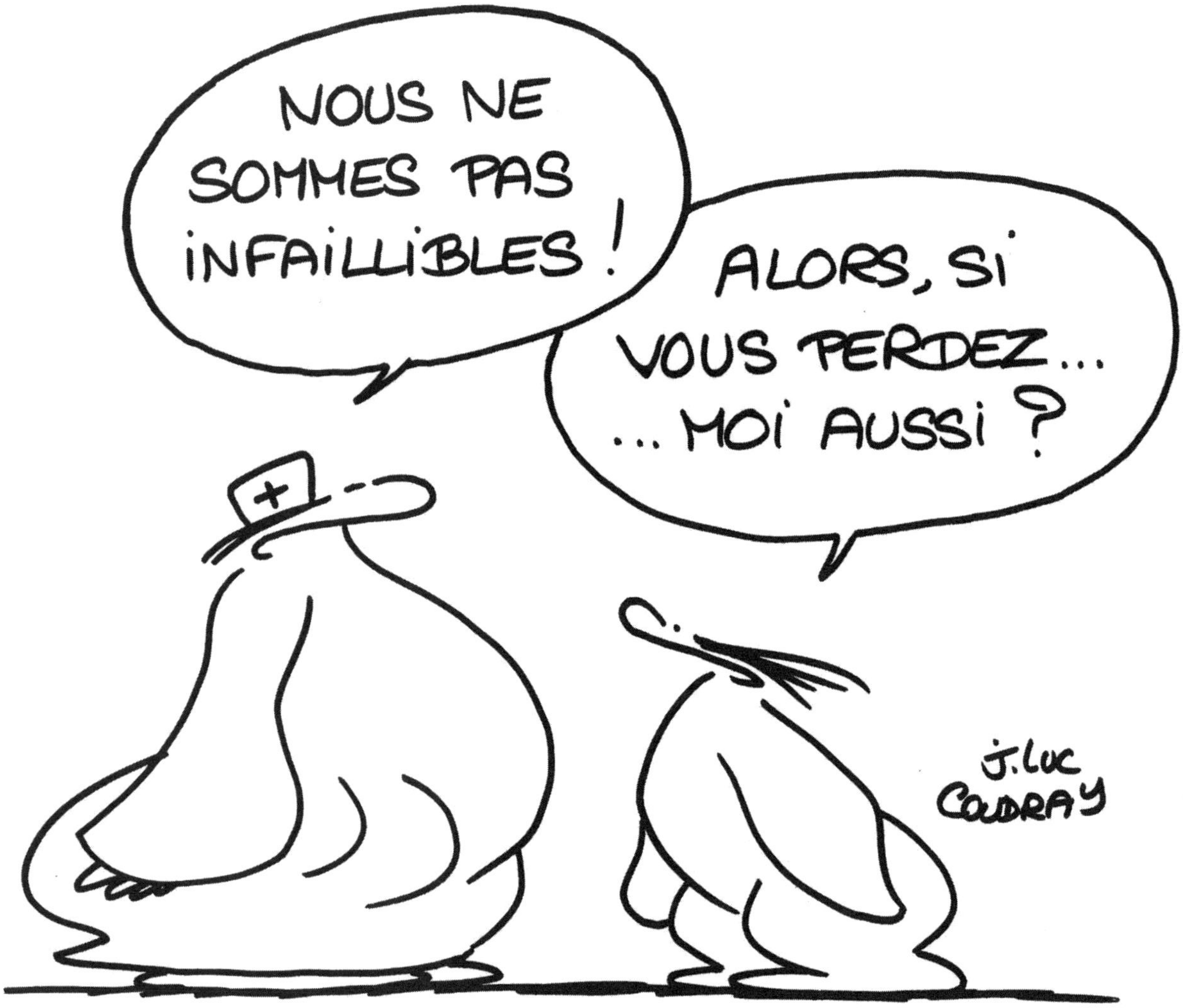
NOUS NE SOMMES PAS INFAILLIBLES !
ALORS, SI VOUS PERDEZ... ...MOI AUSSI ?
J.LUC COUDRAY

Les hypocondriaques

Nous rencontrons les hypocondriaques, dans les deux cas de diagnostics, souvent considérés comme formels ou non-diagnostics.

Considérés comme diagnostics formels, ils risquent de faire perdre du temps et de l'argent par des plaintes incessantes, des demandes incertaines, des discours devenant lassants.

Considérés comme des non-diagnostics, les « je ne sais pas » pleuvent avec la kyrielle des renvois de l'un à l'autre des thérapeutes, généralement spécialistes.

Parfois le bon diagnostic est posé et ne correspond généralement pas vraiment aux plaintes alléguées. Parfois nous retrouvons un « non-diagnostic recevable ».

Ce sont des malades pas vraiment malades mais quand même malades et cette ambiguïté est source d'errances tout à la fois diagnostiques et thérapeutiques.

Ces malades sont malades « d'ailleurs » et ce « d'ailleurs » est très souvent difficile à trouver.

Les cataloguer dans les petits nerveux ou les petites déprimes est une solution de facilité qu'emploient nombre de médecins et, là encore, avec le risque de passer à côté de quelque chose d'autre.

Il faut donc admettre le non-diagnostic temporaire. Mais pas obligatoirement la non-thérapie et là on peut prescrire sans risques d'incidents secondaires l'acupuncture ou l'homéopathie, qui ne masqueront pas la pathologie sous-jacente si elle n'est pas latente.

Une non-prise en charge d'un patient peut être source d'inquiétude pour lui.

Attention, ce n'est pas dire que l'acupuncture ou l'homéopathie ne servent à rien ou à temporiser, mais ce sont des pratiques qui présentent le moins d'effets secondaires dits « iatrogènes »[1].

---

1 : Pathologie secondaire induite par une thérapie.

Ces thérapies présentent des avantages curatifs ou de confort qu'il ne faut pas négliger. Elles permettent de laisser le temps au temps, de poser le bon diagnostic ou de constater le rétablissement complet du patient.

Après avoir fait un tour rapide des malades et des médecins, de la forme des diagnostics que l'on peut ou ne pas poser, il faut maintenant envisager pathologies et thérapies.

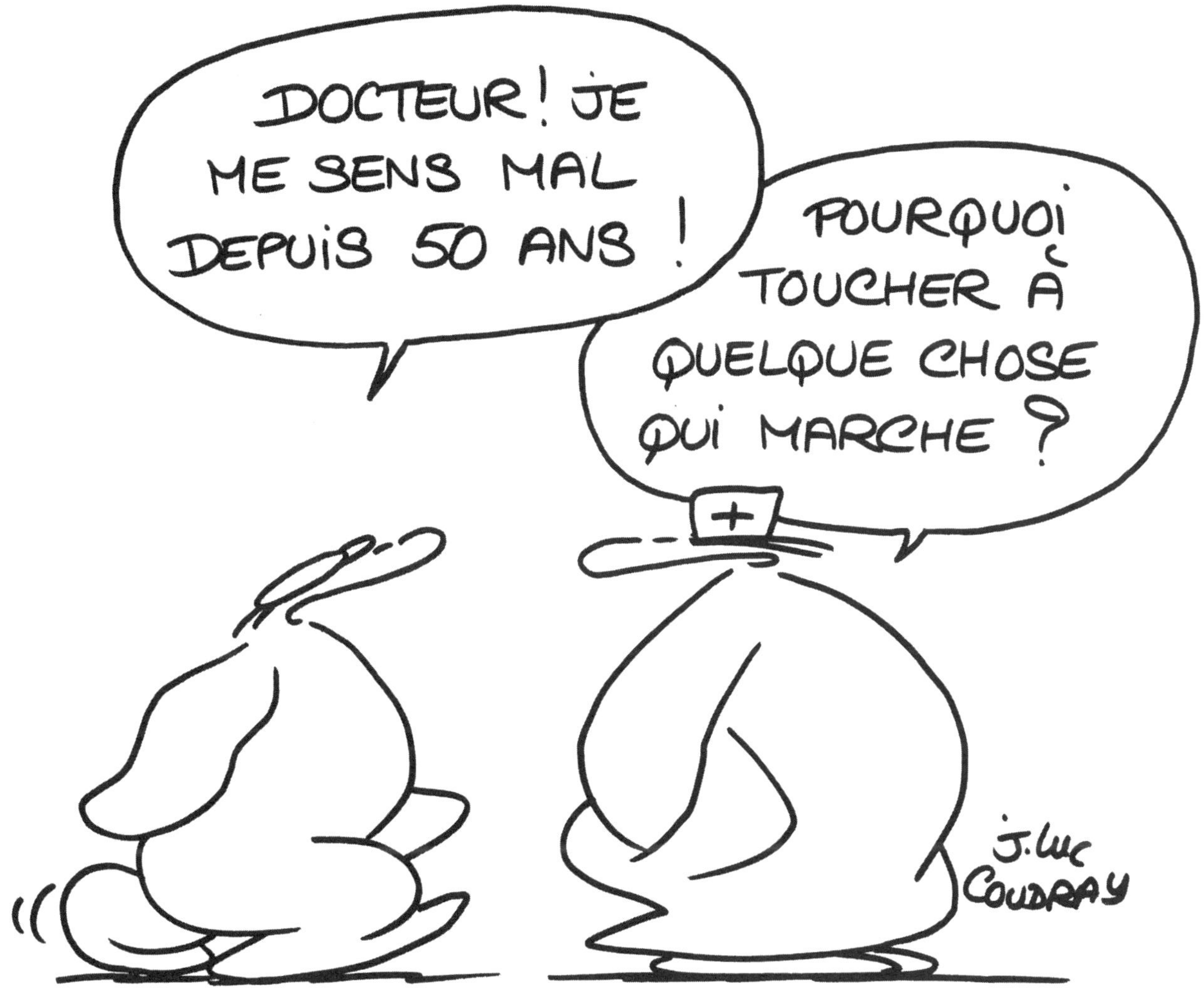
DOCTEUR! JE ME SENS MAL DEPUIS 50 ANS !
POURQUOI TOUCHER À QUELQUE CHOSE QUI MARCHE ?
J. LUC COUDRAY

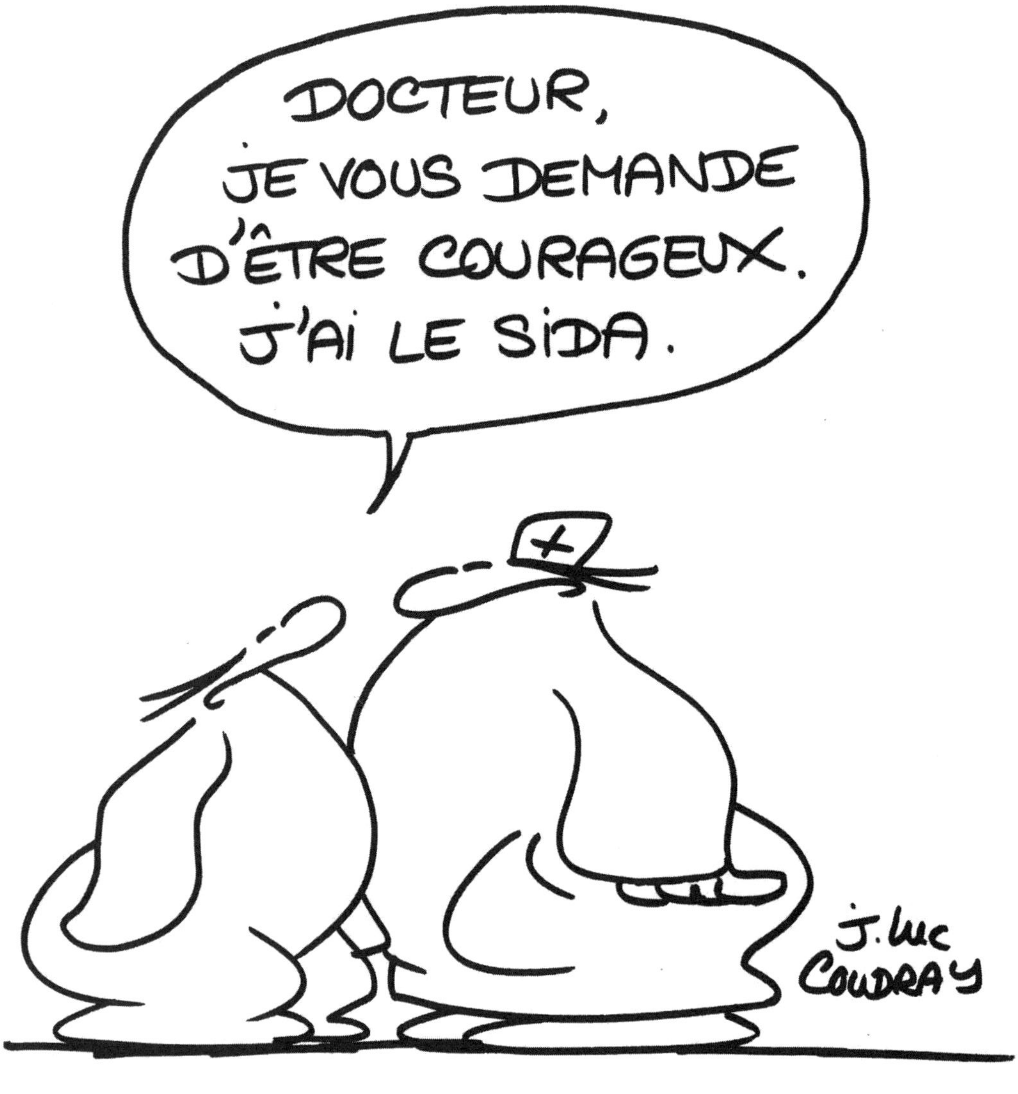
DOCTEUR,
JE VOUS DEMANDE
D'ÊTRE COURAGEUX.
J'AI LE SIDA.
J. Luc
COUDRAY

Chapitre 5

Les pathologies

Les pathologies à réponse précise

Les pathologies à réponse précise, très voisines du diagnostic formel, de par leurs structures mêmes, entraînent une réponse quasi immédiate. Pas de doute sur le diagnostic et, partant, pas de doute sur la thérapie ou l'abstention thérapeutique.

Ce cas représente soixante-dix à quatre-vingt pour cent[1] des problèmes rencontrés. Situation rêvée pour le malade-client, situation tout aussi confortable pour le malade-patient. Situation moins évidente pour le malade RQO qui voudrait que l'on reconnaisse son « diagnostic personnel ».

L'erreur est rarissime car l'évidence médicale est au rendez-vous. Le médecin se doit de garder un doute légitime, souvent balayé par le bon résultat de ses soins.

Malade guéri, médecin content. Mieux : malade sauvé, médecin heureux.

Les pathologies simples à réponse précise sont monnaie courante en médecine de ville, moins souvent à l'hôpital, où les urgences apportent leur lot de mauvaises surprises (merci, Monsieur l'Interne de Garde).

Si cette catégorie (pathologies simples) est la plus fréquemment rencontrée, il ne faudra pas oublier les pathologies sans réponse ou à facteurs multiples.

1 : Voire quatre-vingt-dix pour cent.

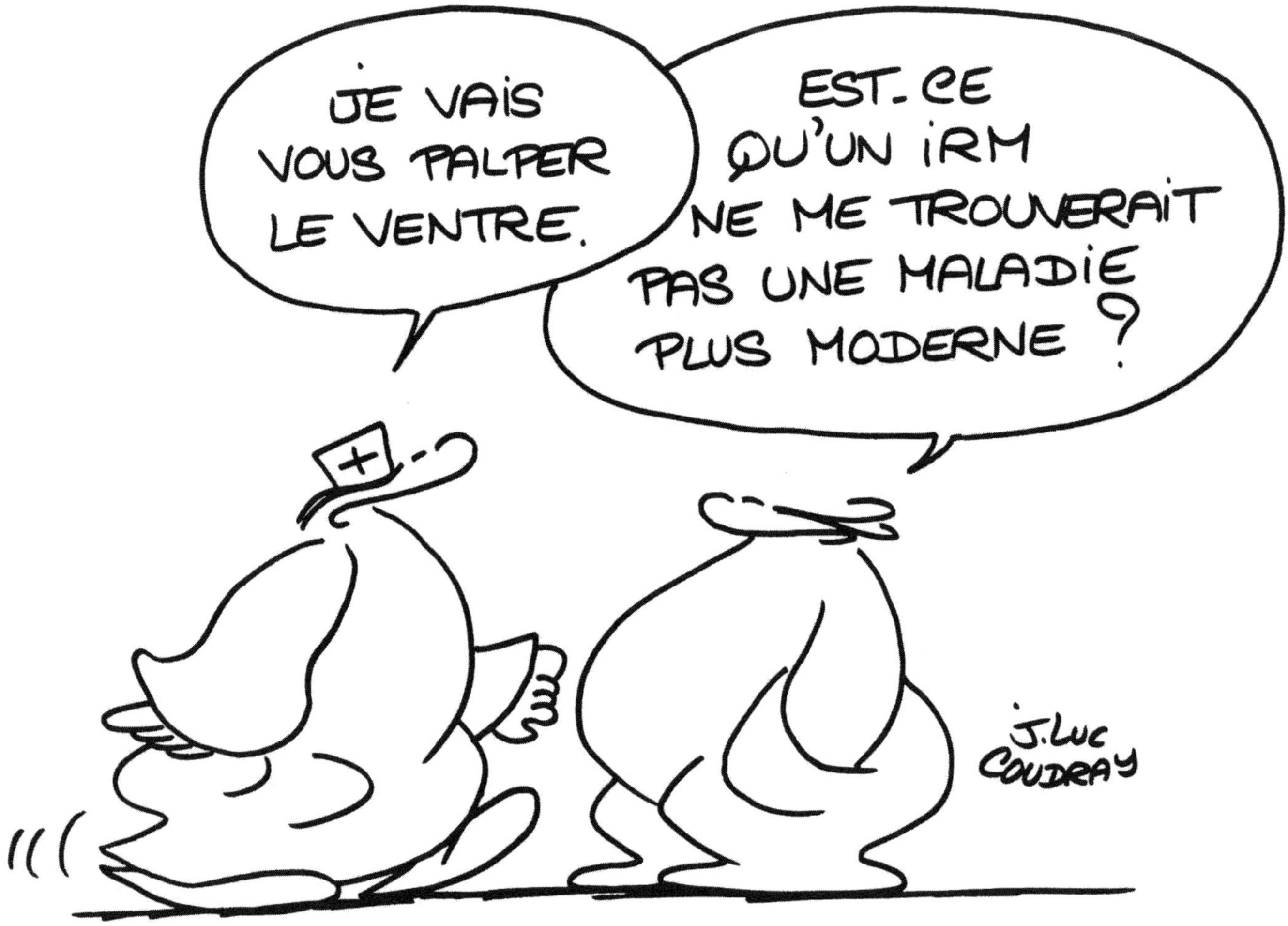
JE VAIS VOUS PALPER LE VENTRE.
EST-CE QU'UN IRM NE ME TROUVERAIT PAS UNE MALADIE PLUS MODERNE ?
J.LUC COUDRAY

Le diagnostic formel qui conduit à la pathologie précise conduit à la thérapie univoque.

Bonheur de notre couple, mais pas forcément dans l'allégresse : « Le cancer est évident pour votre cas, le traitement est actuellement parfaitement codifié, le résultat peut être moins bon que ce que l'on pourrait souhaiter ! »

Dieu merci, ce cas est rare. Il a le bénéfice de la prise en charge quasi immédiate.

Dans beaucoup d'autres cas, la pathologie est bénigne, le traitement reste simple et les suites sont heureuses.

C'est en partie le pain quotidien de la médecine de ville, et les médias ne vont mettre en exergue que les cas magnifiques de pathologies bizarres ou des résultats stupéfiants d'une thérapie avant-gardiste souvent abandonnée quelques mois plus tard[2].

Mais la médecine de base est, dans ce cas, simple et simple dans son action au quotidien. Sont moins simples les pathologies sans réponse précise ou à facteurs multiples.

La simplicité est telle que le pharmacien peut souvent répondre assez correctement à la demande du patient, mais, là encore, faut-il se méfier de « l'hypocondriaque » qu'un traitement mal adapté risque de rendre un peu plus « malade », compliquant ainsi la démarche médicale.

Le médecin doit continuer à être considéré, mais, dans le même temps, il faut le soumettre à la critique.

Ne pas lui jeter la pierre d'une manière par trop systématique, mais non plus croire en lui comme parole d'évangile de tout ce qui peut être dit.

Un diagnostic précis à réponse précise thérapeutique est le bonheur de tous, mais ne passons pas sous silence les quelques pourcentages de cas où la pathologie est véritablement sans réponse et où la thérapie reste aléatoire.

---

2 : Pour rire, connaissez-vous un régime amaigrissant qui fonctionne à long terme ?

Les pathologies sans réponse précise (ou à facteurs multiples)

Non-diagnostic ou pathologie sans réponse ? La limite peut paraître floue entre les deux mais c'est justement là que réside cette notion d'art médical.

Le non-diagnostic est le « je ne sais pas », la pathologie sans réponse est une forme d'inventaire à la Prévert.

Un bout de ça, un truc de ci, un bidule bizarre et quelques boutons. Comment relier ou distinguer les uns des autres ? Souvent des signes très disparates peuvent correspondre à une même pathologie. Souvenez-vous de la douleur abdominale et de la douleur sus-claviculaire gauche qui peuvent signer une atteinte pancréatique mais peuvent être aussi les prémisses d'un infarctus du myocarde.

Pour l'anecdote encore, j'ai souvenance d'un patient se plaignant d'une douleur dorsale moyenne et qui montrait des clichés radiologiques où manifestement une arthrose évolutive était visible avec tous les signes connus.

Dieu merci, il demanda un traitement acupunctural[3], se refusant à tout anti-inflammatoire. Après plusieurs séances, une discrète amélioration parut, suivie de légères rechutes.

Nous étions plusieurs médecins à le suivre et nous avions expliqué à cet homme que l'arthrose est une maladie dégénérative, se guérit peu ou pas et qu'elle est souvent évolutive.

---

3 : Connaissant la suite, vous imaginerez la fulgurance du délabrement que l'on aurait pu provoquer, ne serait-ce qu'avec notre chère vieille aspirine.

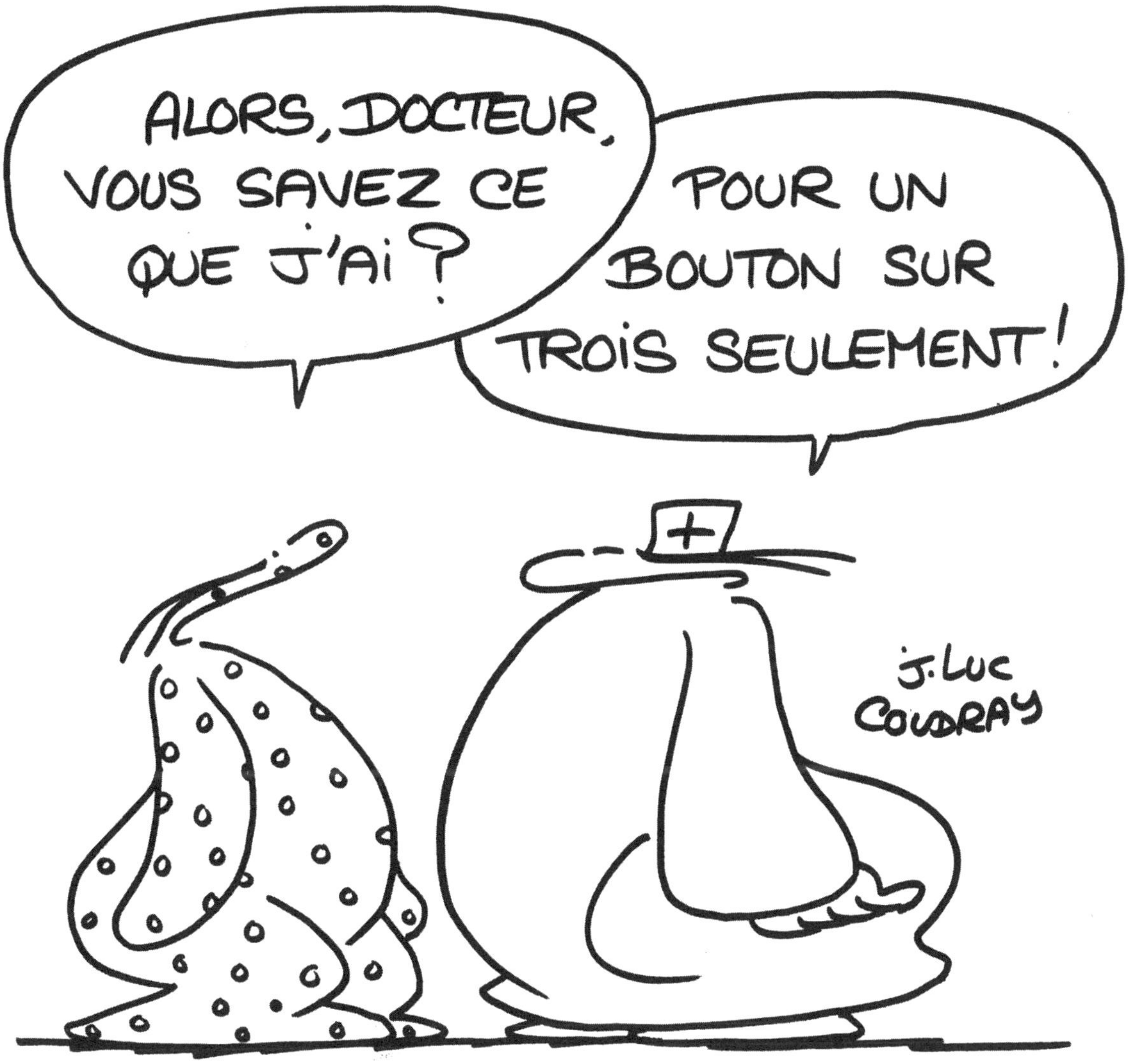
ALORS, DOCTEUR, VOUS SAVEZ CE QUE J'AI ?
POUR UN BOUTON SUR TROIS SEULEMENT !
J. LUC COUDRAY

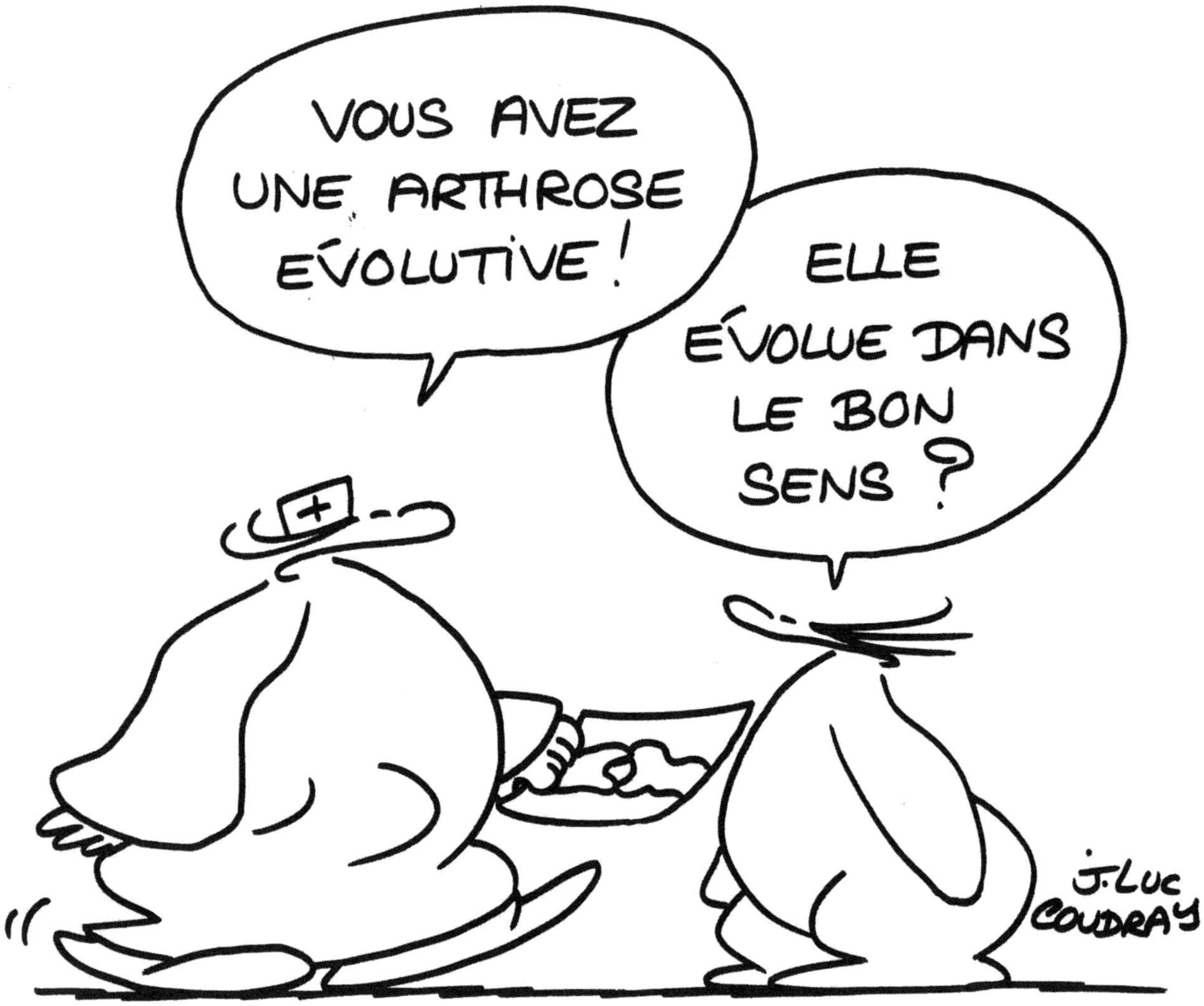
VOUS AVEZ UNE ARTHROSE ÉVOLUTIVE !
ELLE ÉVOLUE DANS LE BON SENS ?
J. LUC COUDRAY

Notre discours fut, semble-t-il, bien compris.

Il disparut pendant quelques mois de notre consultation. Et un jour, triomphant, il nous expliqua qu'on lui avait enlevé les deux tiers de l'estomac pour un ulcère perforé et que depuis il n'avait plus mal au dos!

Morale : l'arthrose radiologiquement visible peut cacher un ulcère de l'estomac qui ne va pas provoquer forcément des douleurs gastriques mais dorsales.

C'est la pathologie sans réponse ou, mieux dire, la pathologie trompeuse. Elle se rencontre souvent et fait l'objet d'errances.

Attendre, traiter, opérer parfois est le dilemme de tous les médecins.

Ces pathologies sans réponses sont le casse-tête que le praticien *ne peut ni ne doit partager* avec son patient tant qu'il n'a pas de réponse précise.

Si le patient se croit renseigné (bien ou mal) par les médias, internet compris, l'inquiétude peut s'installer.

« On ne me dit pas tout, on me cache *des choses* ».

« Et pourquoi ces examens ? »

« J'ai un cancer ? »

« Est-ce que c'est grave ? »

Et le médecin de devoir répondre, mais comment, à cette inquiétude, sans devoir dire le fatidique « je ne sais pas » à ce moment-là ?

Sans vouloir reprendre une formule populaire voire populiste (« Laisser le temps au temps »), il faut quand même savoir attendre.

Nous ne sommes pas omniscients. Nous demandons votre indulgence et votre compréhension, nous ne sommes que des médecins humains.

La pathologie trompeuse peut se révéler précise au bout d'un certain temps.

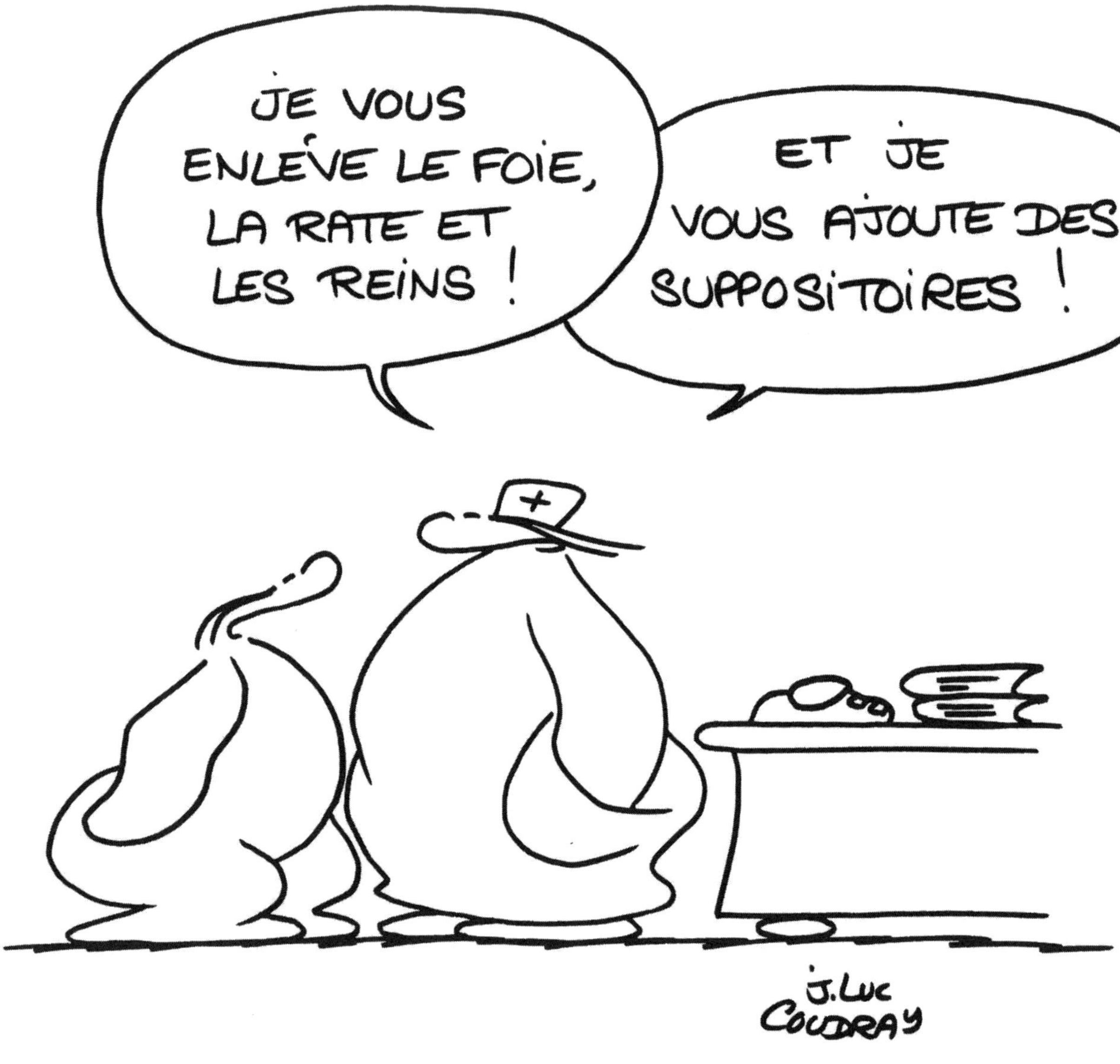
JE VOUS ENLEVE LE FOIE, LA RATE ET LES REINS !
ET JE VOUS AJOUTE DES SUPPOSITOIRES !
J. LUC COUDRAY

Les pathologies sans réponse précise ou à facteurs multiples ne sont pas le tout courant de la médecine, mais posent les problèmes les plus embarrassants.

Beaucoup vont prescrire antibiotiques, anti-inflammatoires, antalgiques et au mieux des corticoïdes pour parer à toute situation. Alors qu'un peu de temps, d'écoute et de patience aurait pu régler le problème.

Cette volonté d'aller vite est autant le fait des médecins que celui des patients, malheureusement, ou peut-être l'accélération de notre société conduit-elle à cette démarche pernicieuse ?

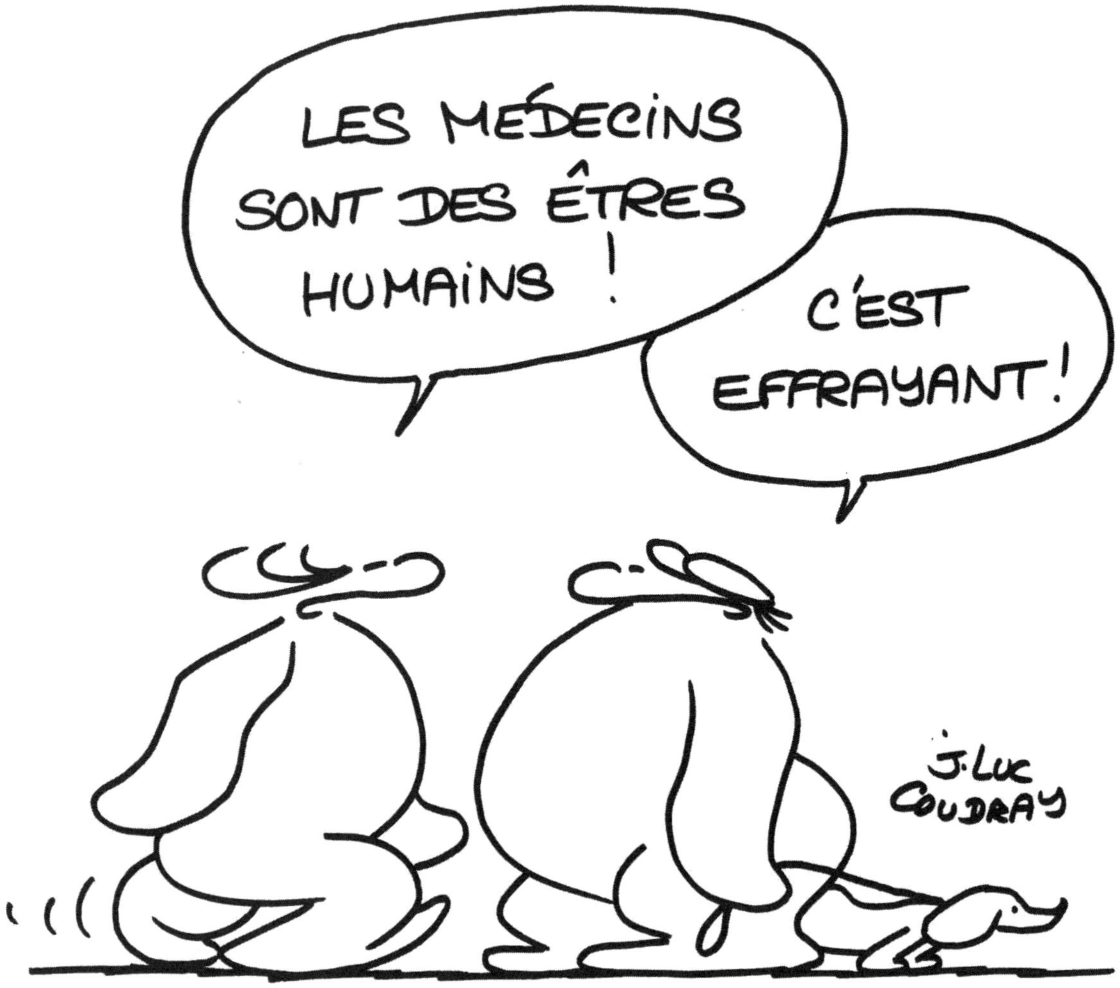
LES MÉDECINS SONT DES ÊTRES HUMAINS !
C'EST EFFRAYANT !
J. LUC COUDRAY

Chapitre 6

Les thérapies

Nous avons défini en un les catégories de médecins, chose relativement aisée puisque nous avons choisi la caricature. En deux et trois, nous nous sommes attaqués aux patients qui sont plus difficiles à cerner car parfois labiles (fluctuants) dans leur comportement. Notre couple devient plus complexe.

Le diagnostic, comme vous l'avez compris, en quatre, est, permettez-moi d'user du jargon très tendance, d'une complémentation transvectorielle. Ce qui, au simple, veut dire que c'est un peu un grand mélange lié à l'intelligence des uns et des autres, pour aboutir à des réponses « jouables »[1].

La thérapie, quelle qu'elle soit, est plurielle et doit s'accommoder de ces mouvances des médecins, des patients et des diagnostics.

Notre analyse des thérapies sera forcément mouvante car déjà le couple est instable, le diagnostic aléatoire, alors que dire de la thérapie !

Les thérapies externes

Qui dit externe dit apport extérieur à quelque chose.

La thérapie allopathique correspond à cette définition. On donne des comprimés, on fait des piqûres, les suppositoires ne sont pas exclus, quoique plus rares actuellement.

1 : Volontairement, j'essaie de ne pas utiliser ces termes hypersophistiqués qui, à mon sens, ne sont même pas très explicites pour ceux qui les emploient.

On coupe, on tranche, on enlève tel ou tel organe dérangeant. En bref, on agit de l'extérieur.

Cette méthode part du principe que seul l'apport extérieur peut être curatif.

Il faut apporter ce qui manque ou enlever ce qui est nuisible.

Apport logique si l'on considère l'organisme comme un tout immobile et incapable de se modifier mais capable de recevoir.

Cette forme de thérapie méconnaît la possibilité d'adaptation ou de transformation interne. Il faut toutefois reconnaître que bien des situations ne peuvent pas faire l'impasse de cette pratique.

L'antibiothérapie, par exemple, se justifie pleinement face à une infection microbienne et elle est salvatrice. L'intervention chirurgicale bien posée ne se discute pas non plus.

Faire l'inventaire des pratiques allopathiques serait fastidieux, mais il faut reconnaître qu'elles ont leur place, dans la mesure où elles ne sont pas remplaçables.

Il faut alors rentrer dans la psychologie du patient qui demande tout et du praticien qui, lui, ne peut qu'essayer de répondre, sans compter les erreurs possibles de cette thérapie extérieure.

Qui dit extérieur, imagine volontiers un acte plus ou moins irréversible, mais en même temps on veut l'absolu de l'acte externe, comme si le matérialisme, le rationalisme peuvent et doivent répondre à tous les problèmes.

Notre mentalité, depuis Auguste Comte ou même un peu avant, veut que le pragmatisme pur et dur soit de rigueur. Si on sait, on fait, si on ne sait pas, on ne fait pas[2].

---

2 : Histoire vraie : un passant demande son chemin à un autre qui lui répond : « Si on ne sait pas, on va pas… »

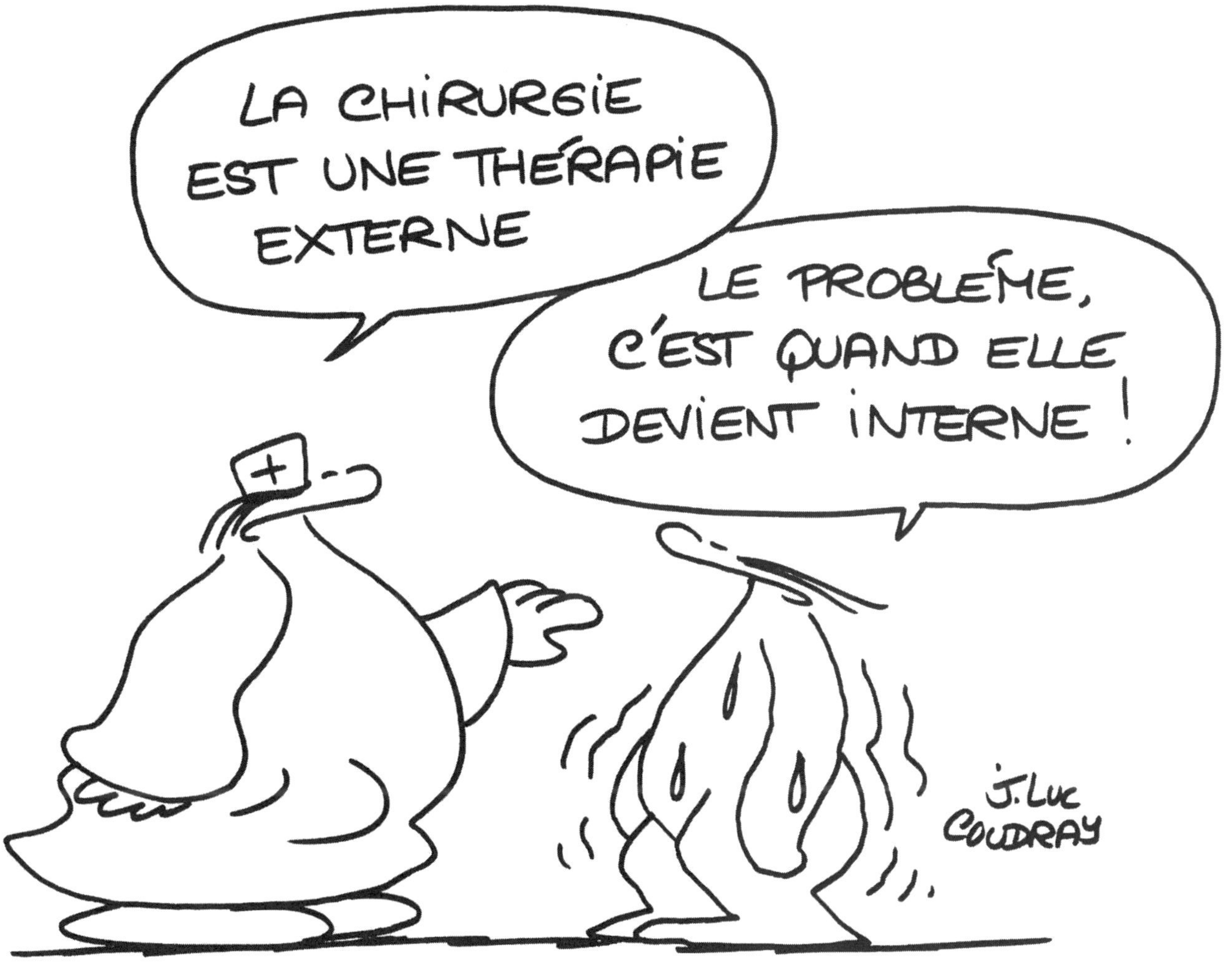
LA CHIRURGIE
EST UNE THÉRAPIE
EXTERNE
LE PROBLÈME,
C'EST QUAND ELLE
DEVIENT INTERNE !
J. LUC
COUDRAY

Il n'y a de ma part aucun anathème contre cette thérapie « externe » mais simplement une remise en place de son intérêt et de ses possibilités. Efficace certes, mais avec des limites, ou plutôt avec des carences car n'abordant pas forcément le problème par le bon bout.

Le patient est peut-être « transformable » de l'intérieur ?

Il ne s'agit nullement de réfuter les bienfaits de cette thérapie externe mais bien d'en définir les limites. Si les actes chirurgicaux et les médicaments, quelles que soient leurs voies d'introduction, sont à considérer comme thérapies externes, la place des examens faits dans ce contexte est plus ambiguë. En effet, le scanner, l'IRM, l'échographie, la radiologie, ne sont que des supports à l'imagerie médicale c'est-à-dire un renseignement. Ils ne sont que renseignements mais non curatifs ou alors curatifs au second degré, par l'exploitation de leurs images.

Il y a la manière d'utiliser cette forme de thérapie externe et je vous en donne un exemple. Un malade vient me voir et me dit avoir eu des douleurs au ventre. Admis aux urgences d'un hôpital[3], la mécanique s'est mise en place : scanner, IRM, radiographie, échographie, examens biologiques et urinaires, températures, pouls, tension artérielle, peut-être rythme respiratoire.

3 : Que je ne cite pas par gentillesse.

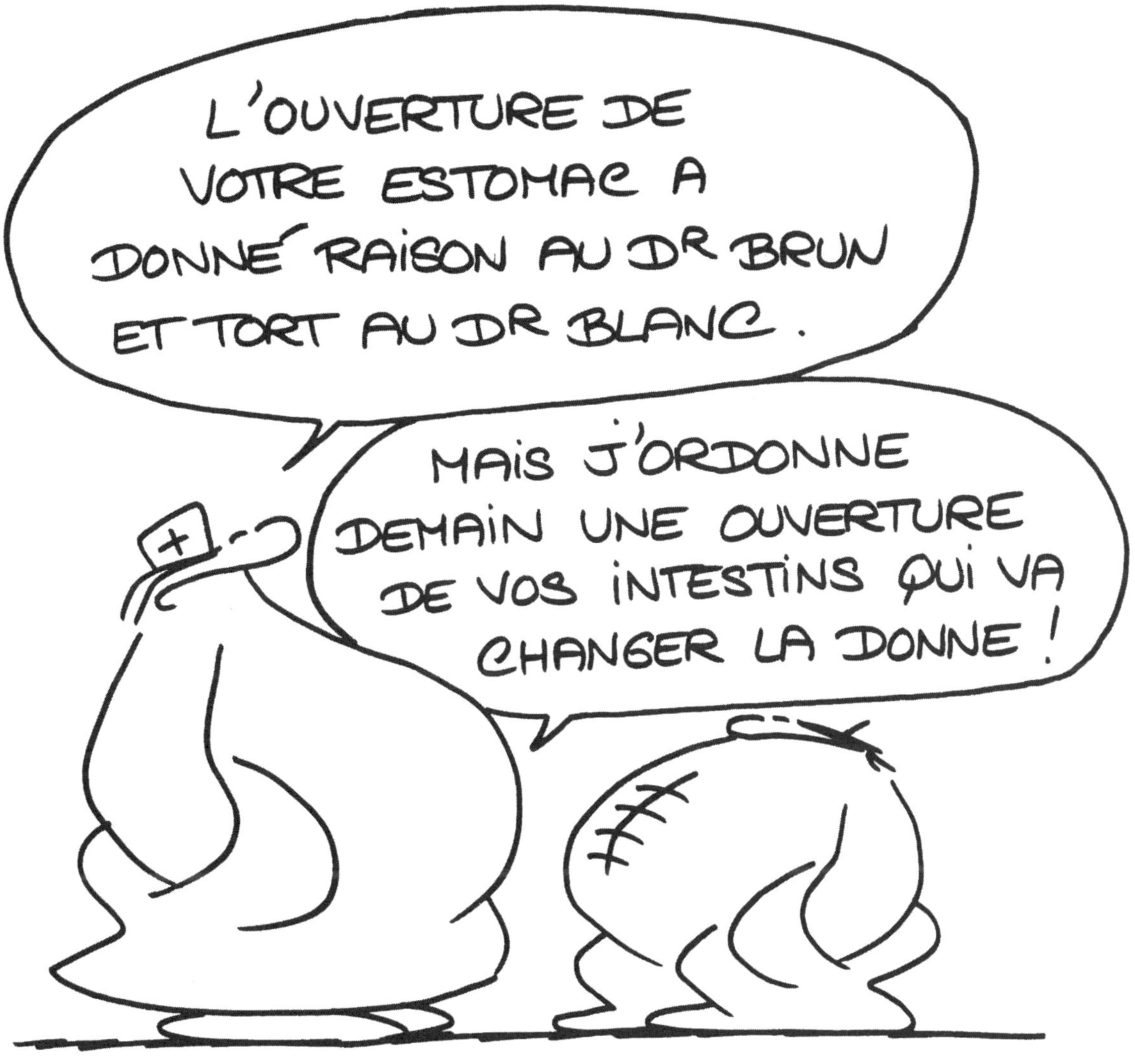
L'OUVERTURE DE VOTRE ESTOMAC A DONNÉ RAISON AU DR BRUN ET TORT AU DR BLANC.
MAIS J'ORDONNE DEMAIN UNE OUVERTURE DE VOS INTESTINS QUI VA CHANGER LA DONNE !

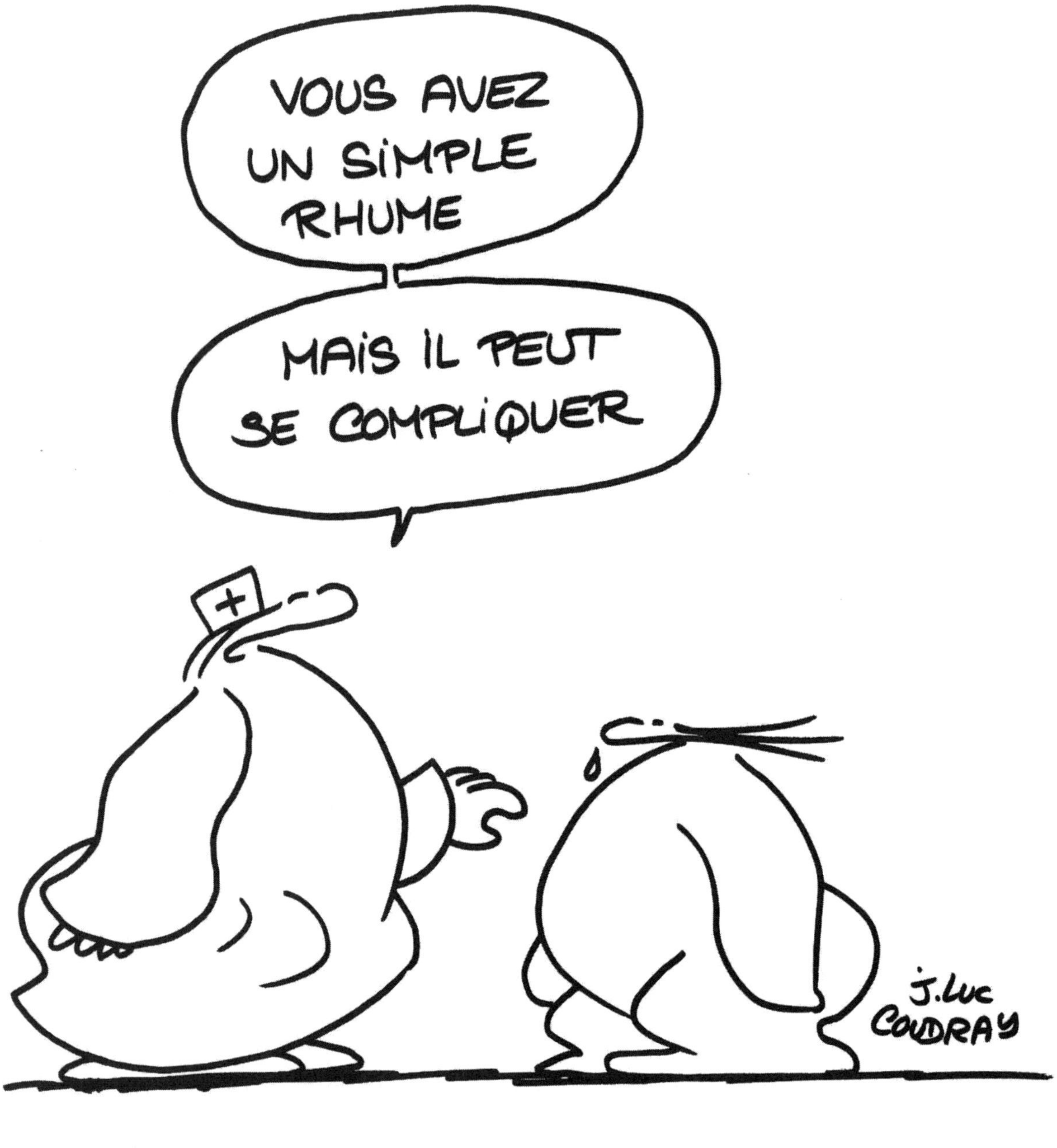
VOUS AVEZ UN SIMPLE RHUME
MAIS IL PEUT SE COMPLIQUER
J. LUC COUDRAY

Au décours de deux jours d'hospitalisation, on lui indique que tout est normal.

Durant cette consultation, je demande ce que la palpation de son ventre avait apporté comme argument et, là, réponse du patient : « Mais personne ne m'a palpé le ventre ! »

Encore heureux qu'un chirurgien en « manque » n'ait pas proposé une laparotomie exploratrice (on ouvre le ventre pour voir !)

C'est prendre par le mauvais bout. Oui à la thérapie externe si elle est indéniable, non à cette thérapie si elle n'est que systématique.

Il faut refaire de la place à la clinique et ne pas plonger dans des examens sophistiqués pour plaire au patient ou ouvrir le parapluie (voire le parasol) qui vous met à l'abri de poursuites qui deviennent de plus en plus fréquentes, via la mentalité américaine.

Bien que subissant beaucoup d'attaques, la thérapie externe est nécessaire et souvent curable. Ne changeons pas une équipe qui gagne, surveillons-la seulement.

Nous avons parlé de thérapies externes, mais il faut faire une distinction d'importance.

La chimiothérapie est une thérapeutique externe par excellence mais comment situer la radiothérapie, comment situer le laser ou les ultrasons.

Nous pourrions dire qu'ils ont une action véritable dans certains domaines et une action curative. L'ambiguïté est qu'ils apportent « quelque chose » d'extérieur, curatif certes, mais que ce « curatif » n'est pas un apport pondéral mais mesurable en énergie apportée.

Il y a cette difficulté à classifier ces différentes méthodologies.

Si nous décidons de les inclure dans ce chapitre c'est qu'elles sont beaucoup moins employées dans les autres formes de thérapie. Elles sont employées dans les autres formes, Dieu merci, mais avec parcimonie et compte tenu du résultat clinique. Moins d'argent dépensé et peut-être des réponses plus pertinentes.

Restons dans l'anecdote. Il y a près de quarante ans, il était impossible de demander en tant qu'étudiant hospitalier à son Patron un examen[4] si celui-ci n'était pas étayé par un diagnostic « jouable ». Il semble qu'actuellement le processus soit inversé : on photographie et l'on ponctionne pour voir et après on pose un diagnostic probable !

Ce n'est pas jeter la pierre mais demander une réflexion sur la méthode.

La thérapie externe est absolument incontournable, mais il convient de signifier ses limites.

Cette thérapie a apporté beaucoup de progrès au fil des ans et continue à en apporter, mais nous devons tenter de maîtriser cette explosion de moyens pour ne pas risquer de mettre en route des programmes dont on ne connaît pas les résultats à long terme[5].

Il faut une longue cuillère pour dîner avec le diable !

---

4 : Radiologie, biologie, balbutiements de l'échographie et débuts de l'angiographie.
5 : Thalidomide® et Distilbène® vous disent quelque chose !

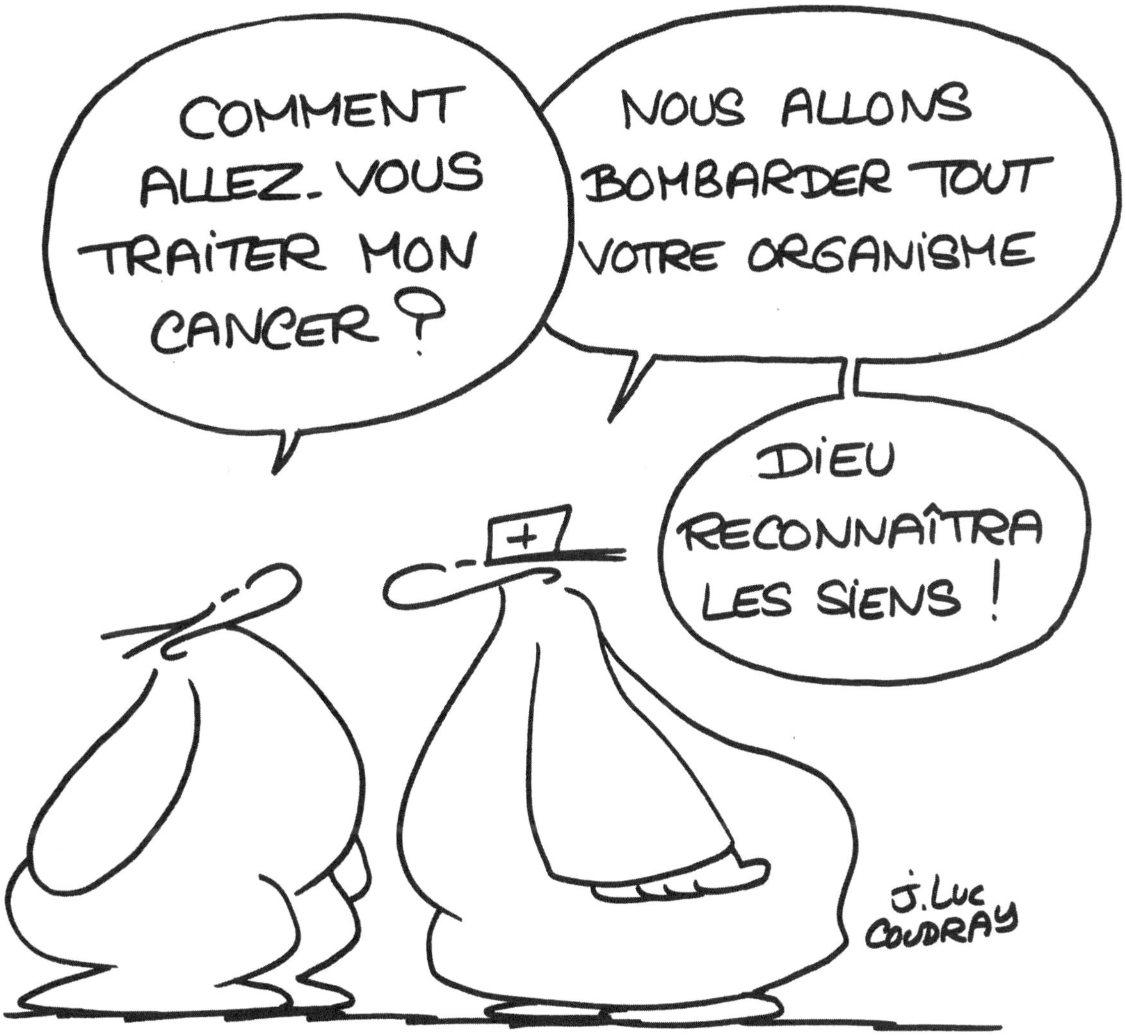
COMMENT ALLEZ-VOUS TRAITER MON CANCER ?
NOUS ALLONS BOMBARDER TOUT VOTRE ORGANISME
DIEU RECONNAÎTRA LES SIENS !
J. LUC COUDRAY

Savez-vous que si l'on connaît généralement l'interaction entre deux médicaments, il devient difficile de connaître ce qui se passe avec trois médicaments et quasiment plus rien au-delà.

Nous avons tous des patients qui viennent pour un renouvellement d'ordonnance comportant six, huit ou douze médicaments et qui ne se sentent pas bien !

Comment expliquer que *trop peut nuire*, comment convaincre un patient que trop peut être un peu inutile voire dangereux.

Nous sommes encore dans l'optique où l'on juge le bon médecin à la longueur de son ordonnance et de préférence avec des antibiotiques.

Encore une fois ceci n'est pas une critique aveugle de la thérapie externe, il s'agit d'une simple réflexion.

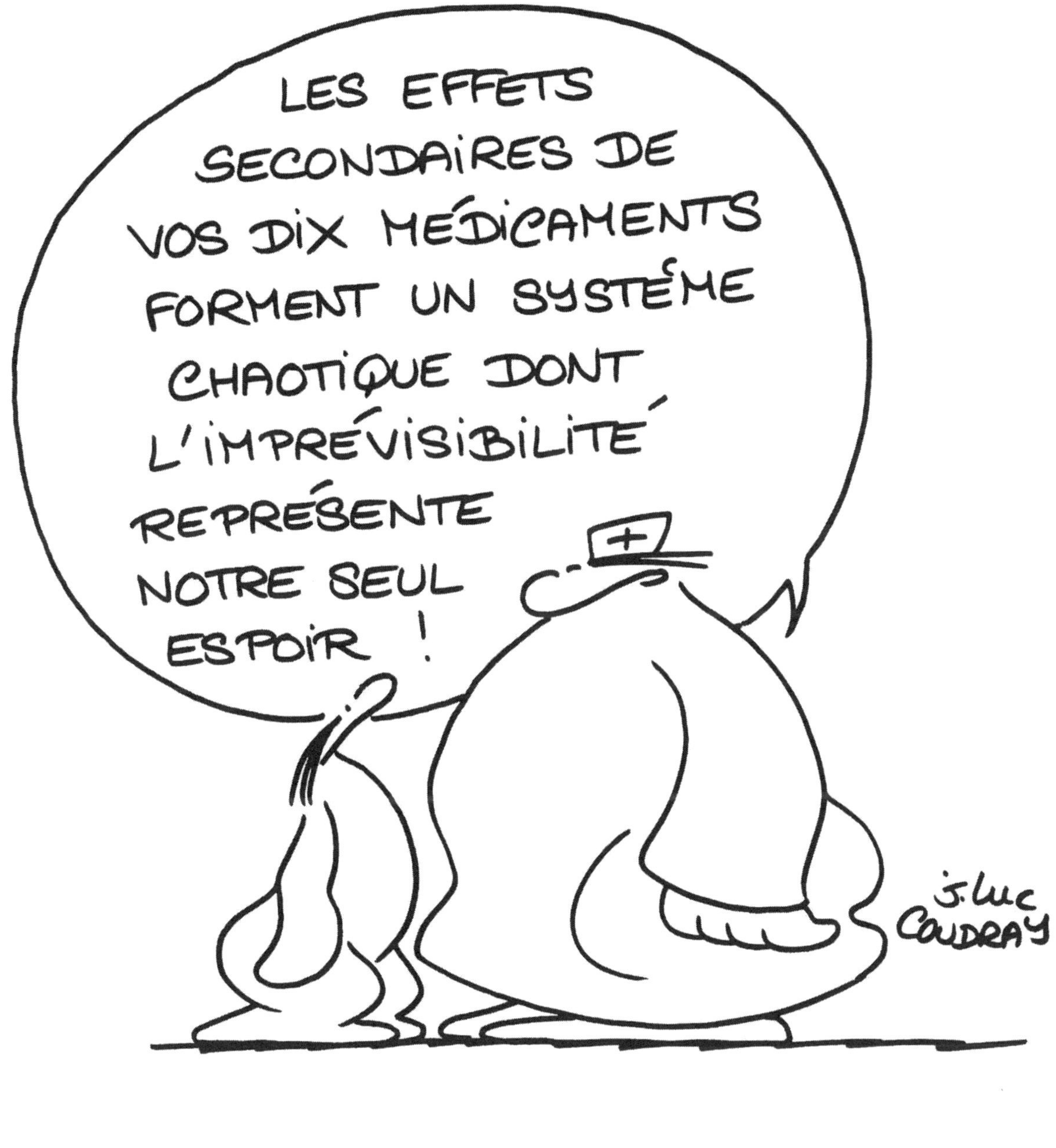
LES EFFETS SECONDAIRES DE VOS DIX MÉDICAMENTS FORMENT UN SYSTÈME CHAOTIQUE DONT L'IMPRÉVISIBILITÉ REPRÉSENTE NOTRE SEUL ESPOIR !
J. Luc COUDRAY

Les thérapies mixtes

La thérapeutique mixte inclut un apport d'information et en même temps des doses plus ou moins pondérales[6] de médicaments.

Cet ensemble est complexe car il mêle la phytothérapie, l'homéopathie, des injections de tissus embryonnaires dont nous parlerons plus tard, des oligo-éléments et des apports donnés comme éléments nutritifs.

La dénomination de thérapie externe peut être considérée comme pure et dure puisque, au niveau des médicaments, les doses sont mesurables et, s'il y a un dépassement, cela peut être mortel dans certains cas. Il n'en est pas de même avec le domaine de la thérapie mixte. Il s'agit de donner des médicaments à des doses infinitésimales (homéopathie), de donner des médicaments naturels (phytothérapie), de donner des compléments que notre corps ne synthétise pas forcément (oligo-éléments) ou qui sont en carence.

Si on parle de thérapie mixte, c'est parce qu'il y a information corporelle pour déclencher un processus de guérison ou d'amélioration, mais aussi parfois l'apport de substances qui vont « *booster* » tel ou tel organe, telle ou telle fonction métabolique.

Si je dis qu'en thérapie externe le dépassement en doses de certains médicaments peut être mortel, il n'en est pas de même en thérapie mixte. Ici, la marge de manœuvre est plus étendue : par exemple, prendre un tube entier d'homéopathie n'entraînera jamais un état conduisant en service de réanimation, même s'il s'agit d'un très jeune enfant.

6 : Se pèsent du gramme au microgramme (g au µg).

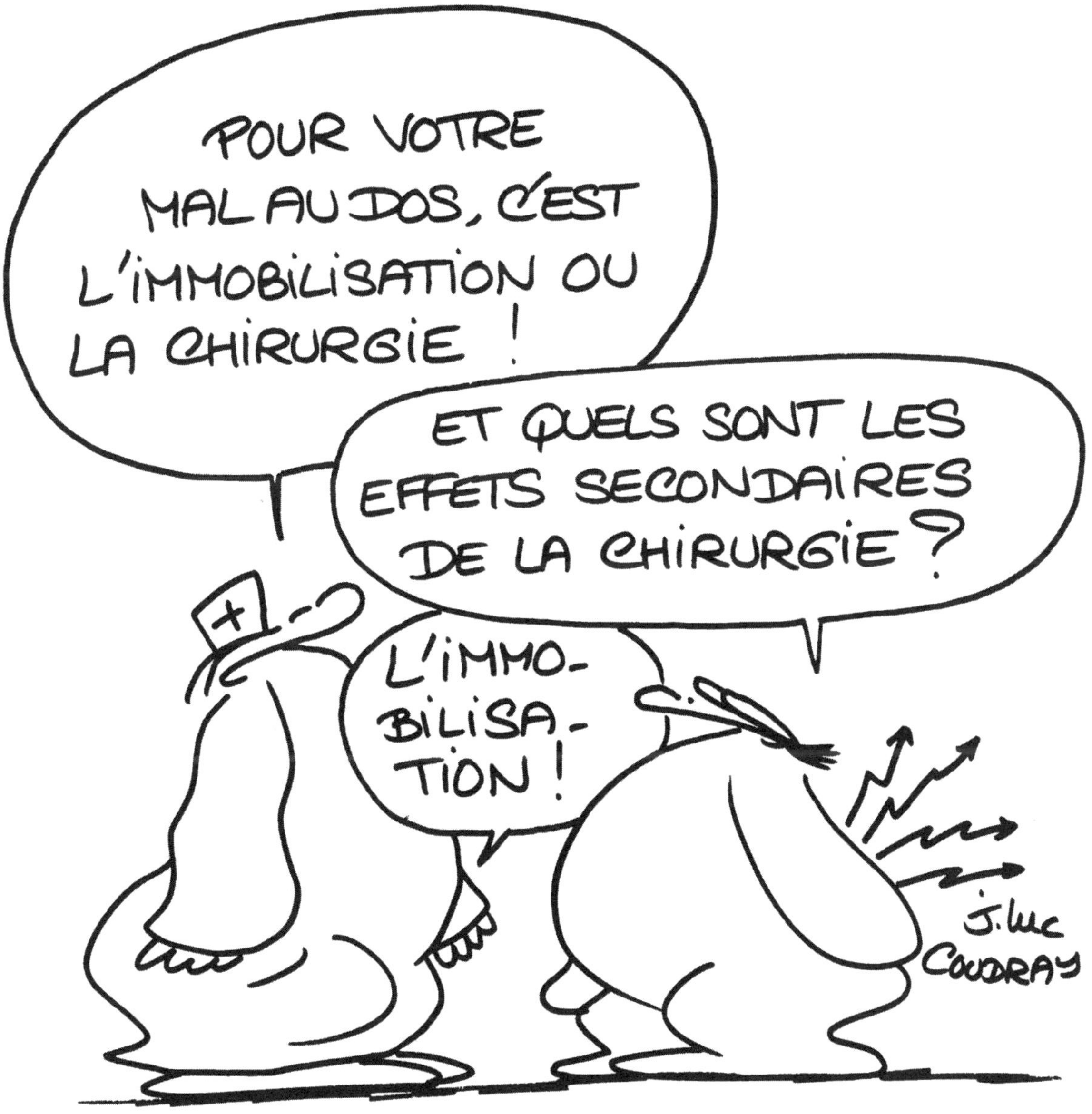
POUR VOTRE MAL AU DOS, C'EST L'IMMOBILISATION OU LA CHIRURGIE !
ET QUELS SONT LES EFFETS SECONDAIRES DE LA CHIRURGIE ?
L'IMMOBILISATION !
J. Luc COUDRAY

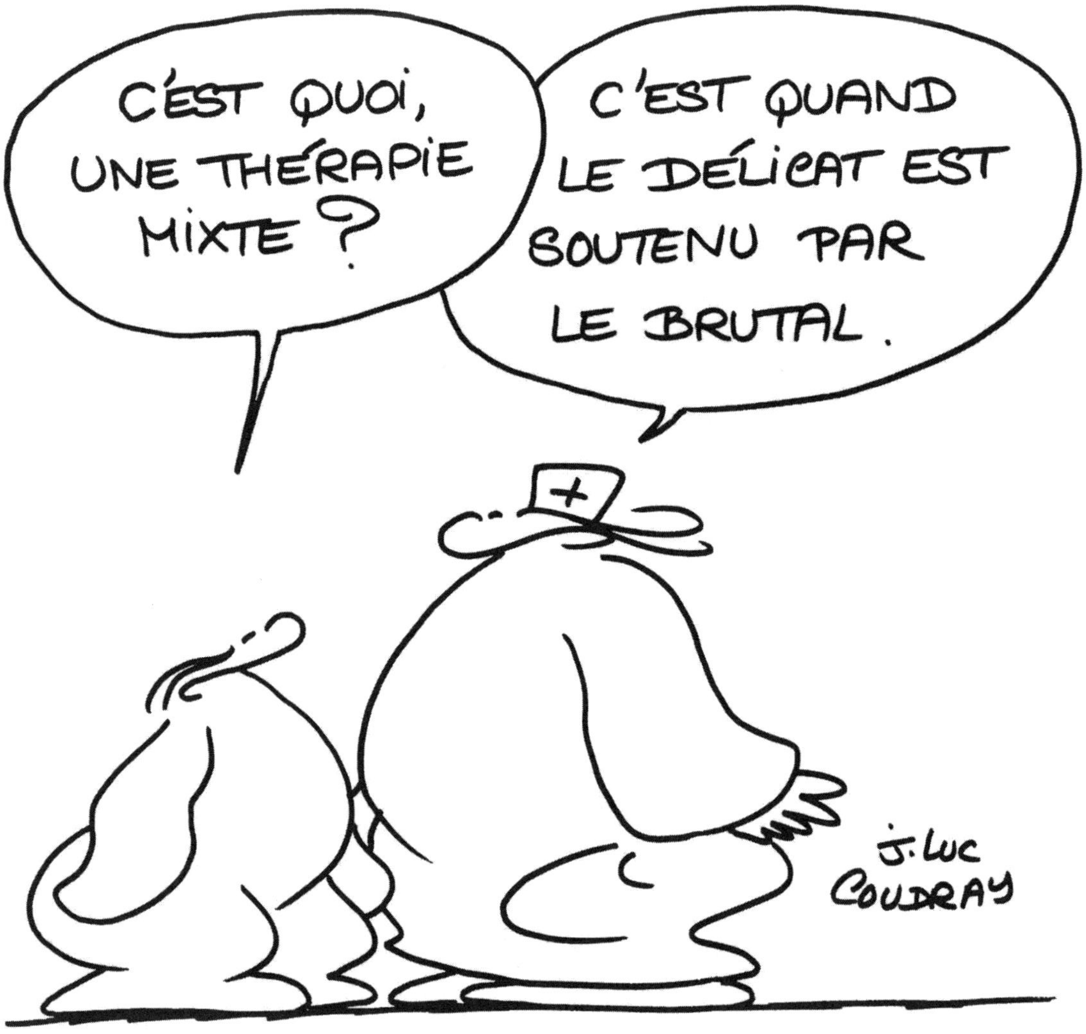
C'EST QUOI, UNE THÉRAPIE MIXTE ?
C'EST QUAND LE DÉLICAT EST SOUTENU PAR LE BRUTAL.
J. LUC COUDRAY

Sans oublier l'innocuité parfaite du médicament : pas de contre-indication, pas d'effets secondaires, sauf en phytothérapie où le dépassement inconsidéré des doses peut conduire à des effets délétères.

Dire que le médicament non dangereux est inefficace est une tradition bien ancrée dans les mentalités, tout comme l'idée qu'il faut un sirop qui a mauvais goût ou de préférence une piqûre. Le suppositoire a perdu de sa popularité, les onguents ont encore quelques « *aficionados* ».

Pour les curieux, je vous conseille les textes de Giorgio Piccardi, directeur de l'Institut physico-chimique de Florence[7], concernant l'eau et peut-être une ouverture sur l'homéopathie.

La phytothérapie reprend une connaissance ancestrale du « pouvoir guérisseur » des plantes, à manier avec certaines précautions car certaines ne sont pas exemptes d'inconvénients.

Là encore le mélange de compétences se fait entre herboriste et phytothérapeute, en souhaitant que Dieu reconnaisse les siens. Dire que c'est la porte ouverte à toutes sortes de charlatanisme, c'est peu dire.

Aucune étude rigoureusement conduite mais des résultats sont publiés ! Trier le blé de l'ivraie est tâche difficile, mais comme le dit Léon Tolstoï (livre III, première partie, début du chapitre XVI) dans *Guerre et paix*, à propos de Natacha : « le besoin de l'homme qui souffre que l'on s'occupe de lui, que l'on compatisse à sa souffrance, qu'on lui donne l'espoir de guérir », et c'est ce que font ces thérapeutes plus ou moins honnêtes. Ils donnent l'espoir, peut-on leur en vouloir ? Peut-on considérer l'espoir comme thérapeutique ?

Les injections d'extraits embryonnaires sont à cheval sur les thérapies mixtes et, comme nous le verrons plus loin, sur les thérapies internes.

On importe et l'on informe.

---

7 : Un bonus avec le livre de Lyall Watson, *Histoire naturelle du surnaturel*, Paris, Albin Michel, 1974.

Les thérapies internes

La thérapie interne n'apporte rien de l'extérieur au niveau pondéral ou infinitésimal[8], mais apporte une information parfaitement externe, sous une forme ou une autre.

Catalogue non exhaustif de cette thérapie.

– *Acupuncture* : les aiguilles n'injectent rien (sauf dans le cas des thérapies inclassables). En effet, l'aiguille d'acupuncture ne comporte aucun orifice. Elle est comme une aiguille de couturière en plus fine et plus pointue.
– *Ostéopathie* et *étiopathie* où la querelle de chapelle fait rage alors que les principes sont très voisins, sans oublier la *chiropraxie*.
– *Kinésithérapie* simple ou « méthode Mézières ».
– *Magnétothérapie* par applications d'aimants à la peau.
– *Do-in* ou *acupuncture digitale*.

Volontairement non-exhaustif, nous ne pouvons décliner les autres différentes thérapies.

La définition primordiale est que cette information est donnée de l'extérieur sans ajout. On ne donne rien en extérieur, sauf l'information. On stimule en espérant que l'intérieur va réagir dans le bon sens.

On permet aux organes de mieux fonctionner, *s'ils en sont capables*.

8 : Comme les dilutions homéopathiques.

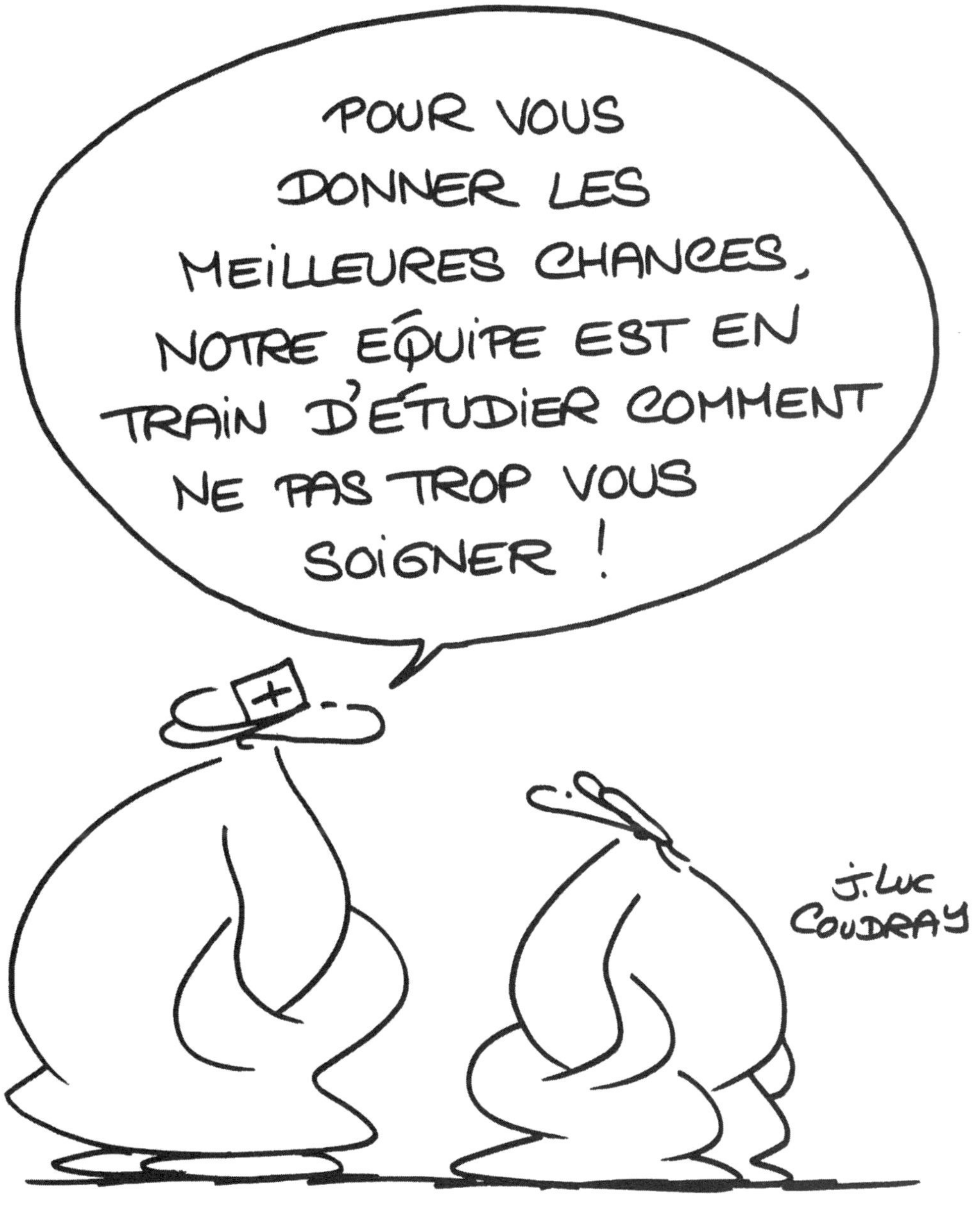
POUR VOUS DONNER LES MEILLEURES CHANCES, NOTRE ÉQUIPE EST EN TRAIN D'ÉTUDIER COMMENT NE PAS TROP VOUS SOIGNER !
J. LUC COUDRAY

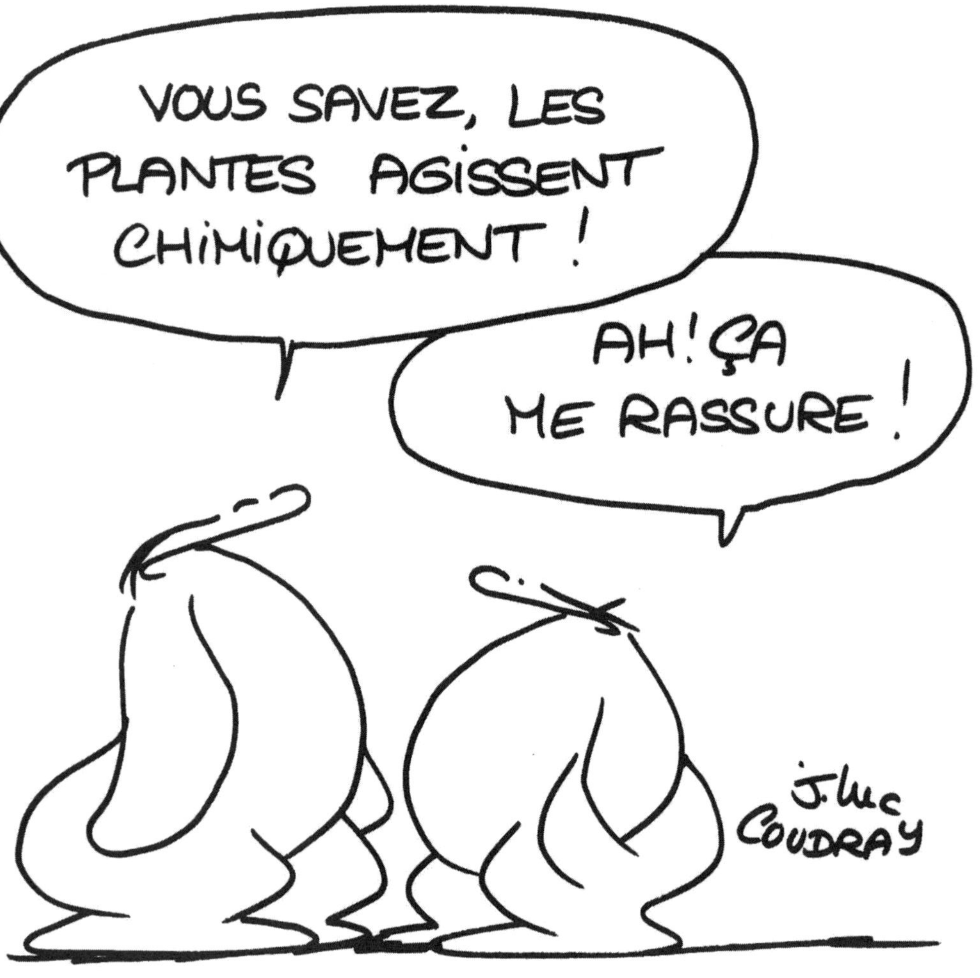
VOUS SAVEZ, LES PLANTES AGISSENT CHIMIQUEMENT !
AH ! ÇA ME RASSURE !
J. Luc COUDRAY

L'acupuncture a prôné à une certaine époque les aiguilles d'or et d'argent. Maintenant, stérilisation et usage unique obligent, nous avons des aiguilles jetables en acier avec manchon en cuivre ou en argent ou métal argenté.

D'aucuns ont invoqué un effet électrique, type dipôle.

En effet, les métaux étant parfois différents et le couple thermique, chaud pour la partie pénétrant la peau et froid pour la partie extérieure, peut, selon les lois de la physique, créer un micro-courant électrique. Ce qui pourrait faire dire que l'aiguille apporte quelque chose d'extérieur, mais dans ce cas les radiations électromagnétiques et radioactives que nous recevons quotidiennement et sur toute la surface de notre corps, même à travers les murs, sont bien plus importantes que le faible microcourant que l'aiguille pourrait générer.

L'acupuncture est une voie royale grâce à sa précision, car elle n'agit que sur un point en stimulation de celui-ci.

L'ostéopathie et l'étiopathie vont traiter des zones douloureuses, des dysfonctionnements articulaires. Cependant, l'abord d'un système de blocage peut également permettre à des organes de mieux fonctionner.

La méthode est moins précise, mais peut apporter un soulagement certain.

Là encore, nous sommes dans une technique de ré-information sans apport extérieur pondéral.

Peut-on considérer que l'énergie fournie par le thérapeute est un apport extérieur ? Personnellement, je ne le crois pas : il aide à restructurer des fonctions endommagées et il ne joue que sur la possibilité de ces organes à s'autoguérir, mais nous discuterons plus loin de cette notion d'apport.

La kinésithérapie est un peu le parent pauvre de ces techniques, les zones sont plus élargies, les points sont moins précis, mais les résultats sont au rendez-vous. La kinésithérapie est la pierre angulaire de la réinformation corporelle et de la possibilité donnée au corps de se réparer.

La « méthode Mézières » se démarque de la kinésithérapie orthodoxe par une approche différente qui suppose une contracture pathologique de l'ensemble ou d'une part de la partie postérieure de l'organisme, de la nuque aux membres inférieurs.

Détendre la face postérieure pourrait améliorer le fonctionnement global du corps et résoudre nombre de conflits musculo-articulaires et certains dysfonctionnements d'organes.

La magnétothérapie[9], ou usage d'aimants à visée curative, ne concerne que des algotraumatismes bénins (entorse, claquage, etc.), des problèmes arthrosiques des extrémités et le cas très particulier du syndrome mésencéphalique du traumatisme crânien.

Le do-in ou acupuncture digitale ou encore acupressing répond à une kinésithérapie hyperciblée où il est difficile de faire la part du point stimulé et de la région traitée. Là aussi on obtient des résultats avec un praticien expérimenté.

On comprend, que lorsque nous avons parlé de thérapie interne, nous souhaitions nous démarquer de la notion d'apports externes, mais, à la lumière de notre liste, force nous est de reconnaître qu'il y a un ajout externe : l'aiguille, la main ou le doigt, l'aimant, le chaud ou le froid, d'autres méthodes non citées.

9 : *La magnétothérapie*, Paris, Maloine, 1987.

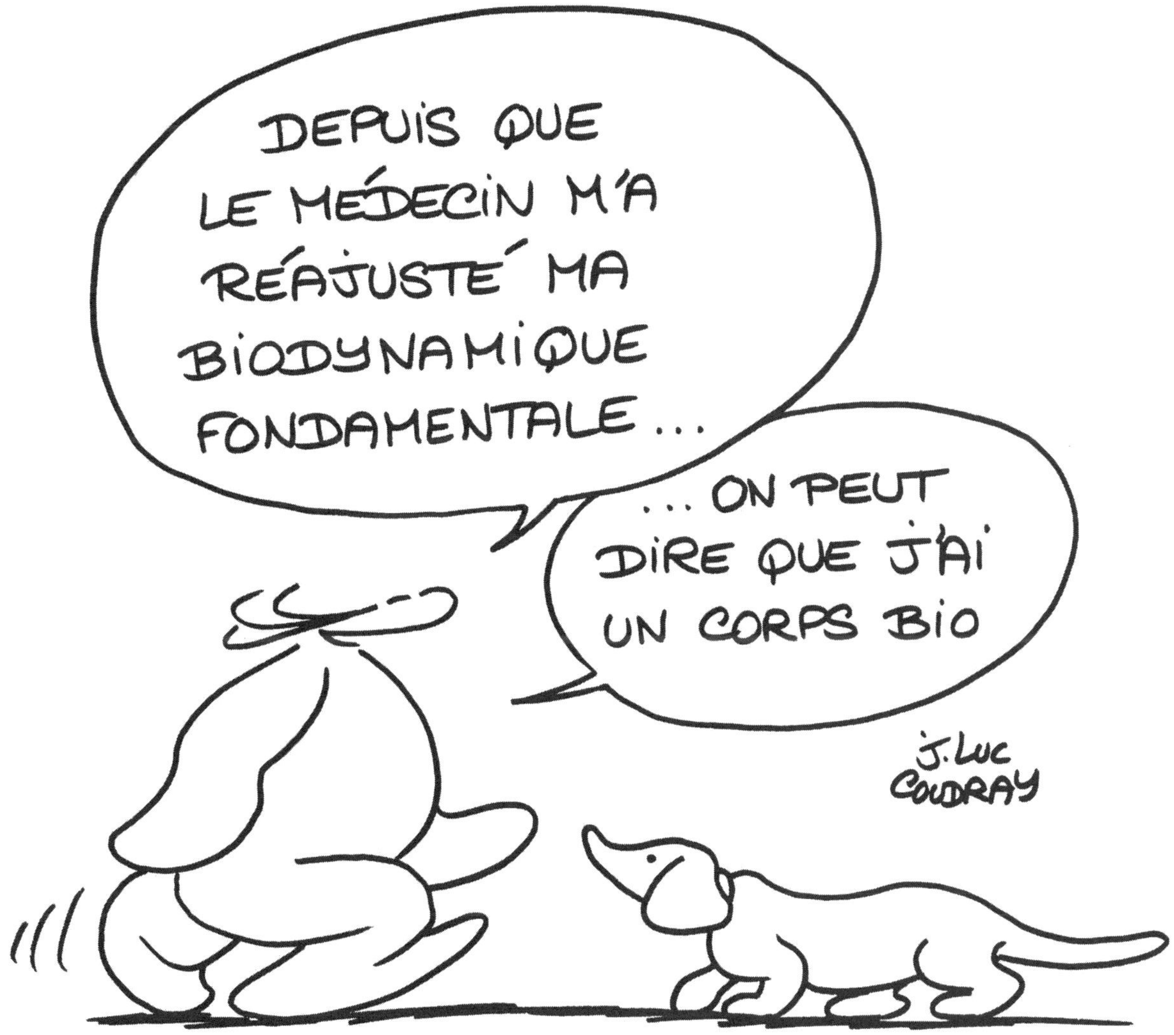
DEPUIS QUE LE MÉDECIN M'A RÉAJUSTÉ MA BIODYNAMIQUE FONDAMENTALE...
...ON PEUT DIRE QUE J'AI UN CORPS BIO
J. LUC COUDRAY

Reste le traitement psychothérapeutique qui peut sembler pur. Mais la parole même est une information externe au patient. Doit-on considérer que cette information est assimilable à une « énergie » ?

Devons-nous considérer comme seule thérapie interne celle où le thérapeute ne fait rien, se tait, et au décours de la séance génère une énergie rétroactive par le montant de ses honoraires[10].

Nous retrouvons notre vieux couple « médecin malade », pas l'un sans l'autre et, même si non pondérable, même si non externe, même si pas grand-chose, un échange quand même.

L'autoguérison existe : « Je veux aller bien ». La réinformation du corps permet à celui-ci de combler les vides, de remettre en marche ce qui dormait un peu, de stimuler des cellules qui ne demandent que le feu vert d'un démarrage ou d'un redémarrage.

Il faut avoir confiance dans notre capacité à vivre et écouter la sagesse populaire qui nous dit devant un évènement : « Pourquoi vous rendez-vous malade ? », « Pourquoi vous faire du mauvais sang ? »

Ne jamais oublier cette sagesse.

10 : Merci M. Lacan.

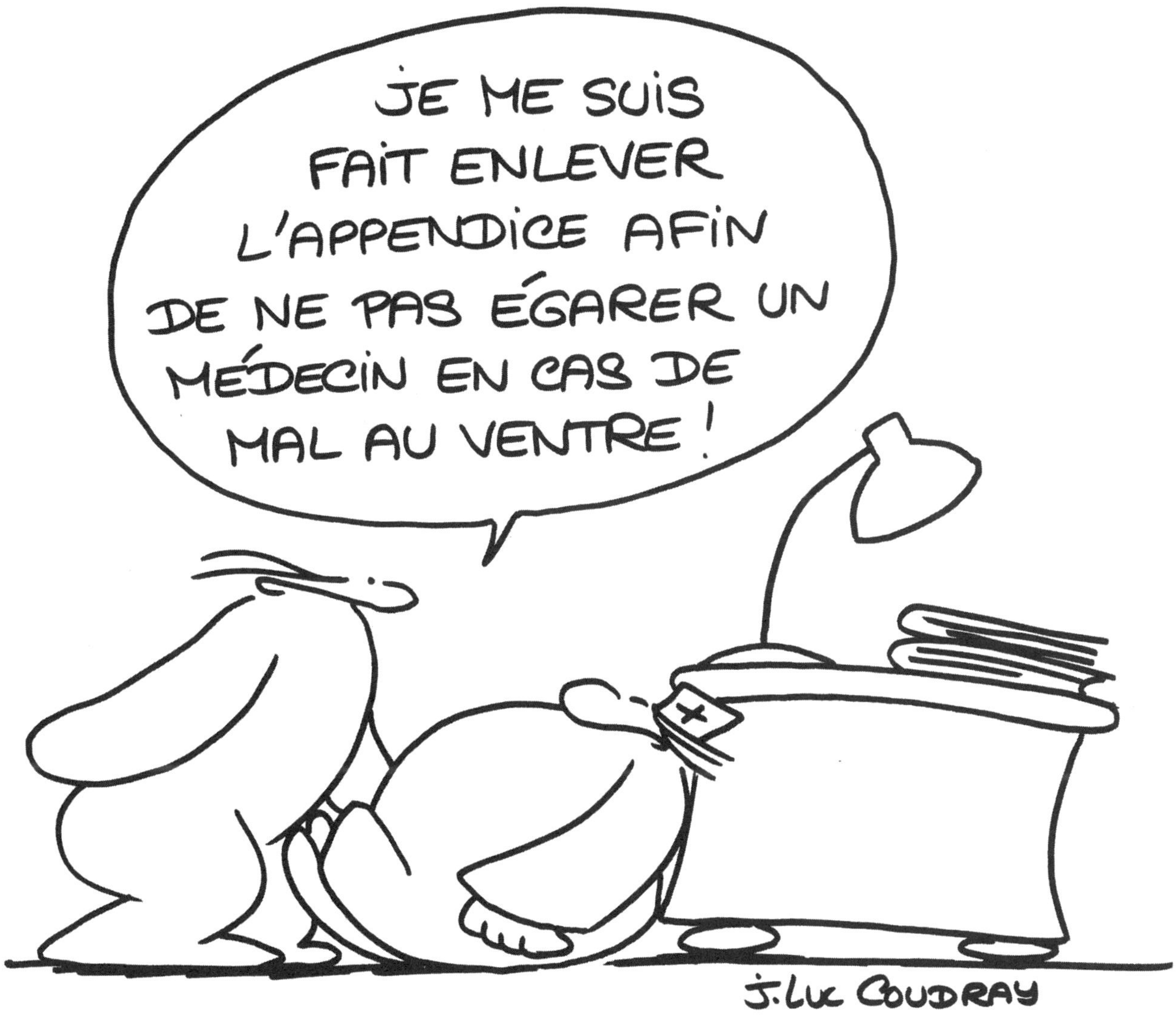
JE ME SUIS FAIT ENLEVER L'APPENDICE AFIN DE NE PAS ÉGARER UN MÉDECIN EN CAS DE MAL AU VENTRE !
J. LUC COUDRAY

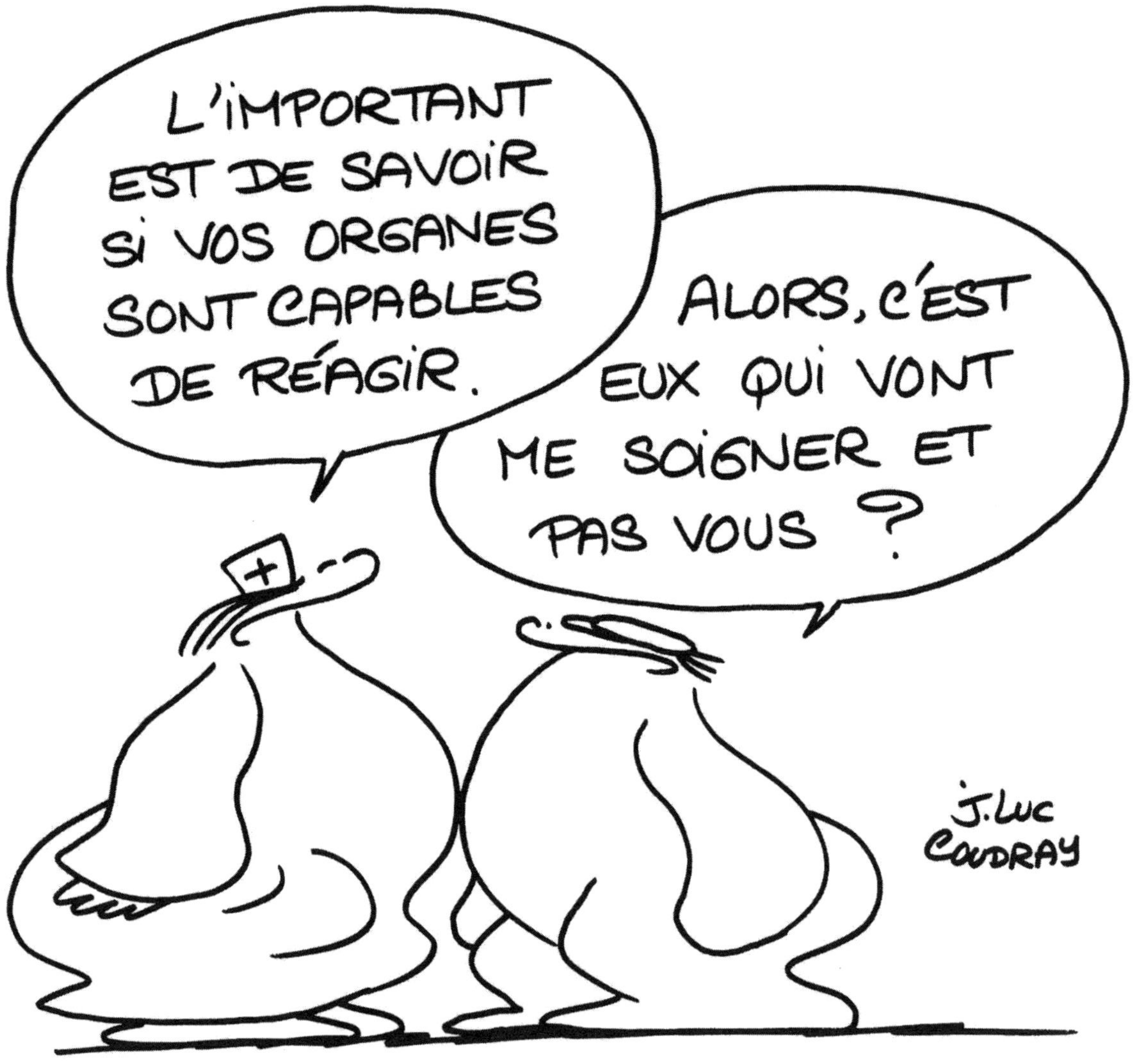
L'IMPORTANT EST DE SAVOIR SI VOS ORGANES SONT CAPABLES DE RÉAGIR.
ALORS, C'EST EUX QUI VONT ME SOIGNER ET PAS VOUS ?
J. LUC COUDRAY

Les thérapies inclassables

Nous dirons thérapies inclassables, car il y a une grande difficulté à distinguer ce qui peut être pondérable mais dilué dans l'organisme et ce qui sera un « message » d'information pour le même organisme. En effet « mixte » car apport dilué, « interne » (voir plus loin) car information.

Les extraits embryonnaires entrent dans cette catégorie thérapeutique.

Embryons de mouton et de porc[11], en dilution à trois ou cinq pour cent, peuvent être utilisés de différentes manières : voie orale, voie injectable, généralement en intramusculaire, et nous restons dans la thérapie mixte. Mais il est plus intéressant de les marier à l'acupuncture, c'est-à-dire injecter le produit en fonction de l'effet recherché sur le site (point) de l'organe ou de la fonction que l'on souhaite traiter et, dans ce cas, l'information prend le pas.

Cette démarche est peu utilisée, mais l'on peut marier harmonieusement les effets de l'injection des extraits embryonnaires et les points (sites) d'acupuncture, espérant ainsi une optimisation du résultat. Seuls quelques médecins font cette démarche.

On importe des cellules embryonnaires qui ont un potentiel en tant que telles, on informe l'organisme par ce message et on lui permet de se réajuster à sa biodynamique optimale.

Si cette thérapie est nommée inclassable c'est parce qu'elle est à cheval entre la thérapie mixte et la thérapie interne.

Il faut faire une place particulière à cette méthode qui allie l'apport et l'information.

---

11 : Différent pour des raisons religieuses (voir annexe).

Apporter ce qu'il faut là où il faut ! Je pense qu'une bonne maîtrise des deux techniques (acupuncture et injection), peut donner de bien meilleurs résultats que l'injection intramusculaire seule.

L'injection (intramusculaire) n'est pas mauvaise en soi, mais elle pourrait donc être mieux ciblée.

Ces extraits concernent des tissus différents qui vont correspondre à des défaillances de l'organisme et les points d'acupuncture vont aussi concerner des organes.

La synergie des deux techniques apporte un plus vis-à-vis de l'une ou de l'autre.

Il ne s'agit pas de reformuler la méthode du Dr Aslan[12], ou ce qui se pratique en Suisse, mais de mettre en adéquation des méthodes éminemment complémentaires.

Un tissu embryonnaire apporte un potentiel de régénérescence de par ses cellules jeunes qui peuvent donner un tonus aux vieilles cellules, et pourquoi pas, permettre un rajeunissement du tissu, donc de son re-fonctionnement.

Le point d'acupuncture est lui, ciblé, sur un organe ou une fonction. Le bénéfice est évident.

Cette méthode qui se développe discrètement ne présente pas de problèmes d'interactions médicamenteuses et elle pourrait par contre tirer bénéfice des deux méthodes.

Cette notion d'apport d'information cellulaire soulève un problème largement débattu au niveau de la « thérapie génique ».

Se servir d'embryons animaux pour leur potentiel de régénérescence est une approche théoriquement valable, mais se servir d'embryons humains a des relents de cannibalisme rituel. Or la thérapie génique se sert de cellules souches humaines !

12 : Broyat d'organes et d'embryons d'animaux sacrifiés dans le temps le plus court par rapport à l'injection chez le patient, avec parfois un mélange de Novocaïne®.

On mangeait le cœur, le cerveau ou le foie de son ennemi ayant vaillamment combattu car l'on pensait s'en attribuer les vertus. Peut-être que nos ancêtres avaient déjà une connaissance intuitive du moyen thérapeutique !

Pour l'anecdote, citons Mgr Jean-Baptiste Pompallier (pas encore monseigneur), parti, en 1837, en Nouvelle-Zélande avec un groupe de maristes, sur la demande du pape Grégoire XVI, pour évangéliser les habitants (Maoris) qui pratiquaient l'anthropophagie et surtout gagner des âmes contre les protestants.

La grande victoire de Jean-Baptiste Pompallier fut d'expliquer l'Eucharistie comme « manger » le corps du Christ, ce qui convenait parfaitement aux Maoris.

À telle enseigne que les Maoris ont obtenu une exhumation le 9 janvier 2002 du cimetière de Puteaux pour rapatrier la dépouille de Jean-Baptiste Pompallier en Nouvelle-Zélande.

Il représente un puissant « mana » (prestige) sur leurs terres.

Épilogue

Nous avons survolé les médecins, les malades et les thérapies. Nous avons essayé de donner un mode d'emploi pour réfléchir, dans l'approche des meilleures solutions et de la compréhension des acteurs que sont patients et médecins. Mais, pour nous permettre d'être plus constructifs, je suggère de réfléchir sur deux circonstances rencontrées en pratique quotidienne.

Les titres en sont un peu provocateurs et nous vous demandons de nous en excuser mais il faut parfois faire « un peu dur (!) » dans l'intitulé pour mieux cerner le sujet.

Le goulag mou

Dans le milieu des soins, les diktats, les règles, les assertions péremptoires qui n'ont pas vraiment fait leurs preuves, hormis les règles d'hygiène[1] et d'asepsie, ne devraient être appliqués qu'avec modération et bon sens.

L'hôpital, la clinique, le centre médicochirurgical, le centre gérontologique (le mouroir, si on veut être franc ou réaliste) et le centre de réadaptation fonctionnelle sont des goulags mous et peut-être y en a-t-il d'autres ?

Le patient qui y entre ne connaît pas encore les différentes tracasseries dont il sera l'objet.

1 : Semmelweis (grand défenseur de l'asepsie, au XIXe siècle) en est mort (voir la thèse de Louis-Ferdinand Céline, 1924).

Nous ne sommes pas malades par plaisir, nous ne sommes pas « victimes » par confort, nous ne sommes pas patients par amusement. Nous sommes mal et douloureux. Nous souffrons.

Et nous sommes en face de soignants, avec leur compétence professionnelle, qui appliquent à la lettre les directives drastiques[2] imprimées et ne se sentent aucunement responsables desdites directives. Et pour cause : « Ce n'est pas moi qui ai écrit ça, c'est l'autre » (directives administratives au hasard).

Mais qu'en est-il de la souffrance du patient et de ses habitudes de vie : la cigarette de temps en temps et le verre de rouge (rosé ou blanc) en fin de repas.

Tout le monde peut comprendre que fumer quand on est sous oxygène représente un risque immédiat d'explosion.

Tout le monde peut comprendre que l'on ne peut pas déverser du vin dans une sonde gastrique. Et il est toujours possible d'expliquer ces nécessités à un nouveau patient.

Mais on peut boire son verre de vin sous oxygène et fumer sa cigarette avec une sonde gastrique, quoique, dans ce cas, ce n'est pas tout à fait indiqué (si on tousse !)

Qu'en est-il de tous ceux qui ne rentrent pas dans ces cas de figure ?

Parlons de la nourriture. Si les interdits religieux sont respectés, il n'en reste pas moins vrai que, vu le prix de la journée, on devrait pouvoir bénéficier d'un menu digne de la somme quotidiennement facturée et privilégier la qualité gustative des repas et leur variété. La notion de plaisir y gagnerait.

Le moral du malade est, pour une grande partie, un élément incontournable de sa guérison. Bien que tout le monde s'accorde sur ce point, il semble que, sans le vouloir à tout prix, on lui complique son mode de vie.

---

2 : C'est comme ça !

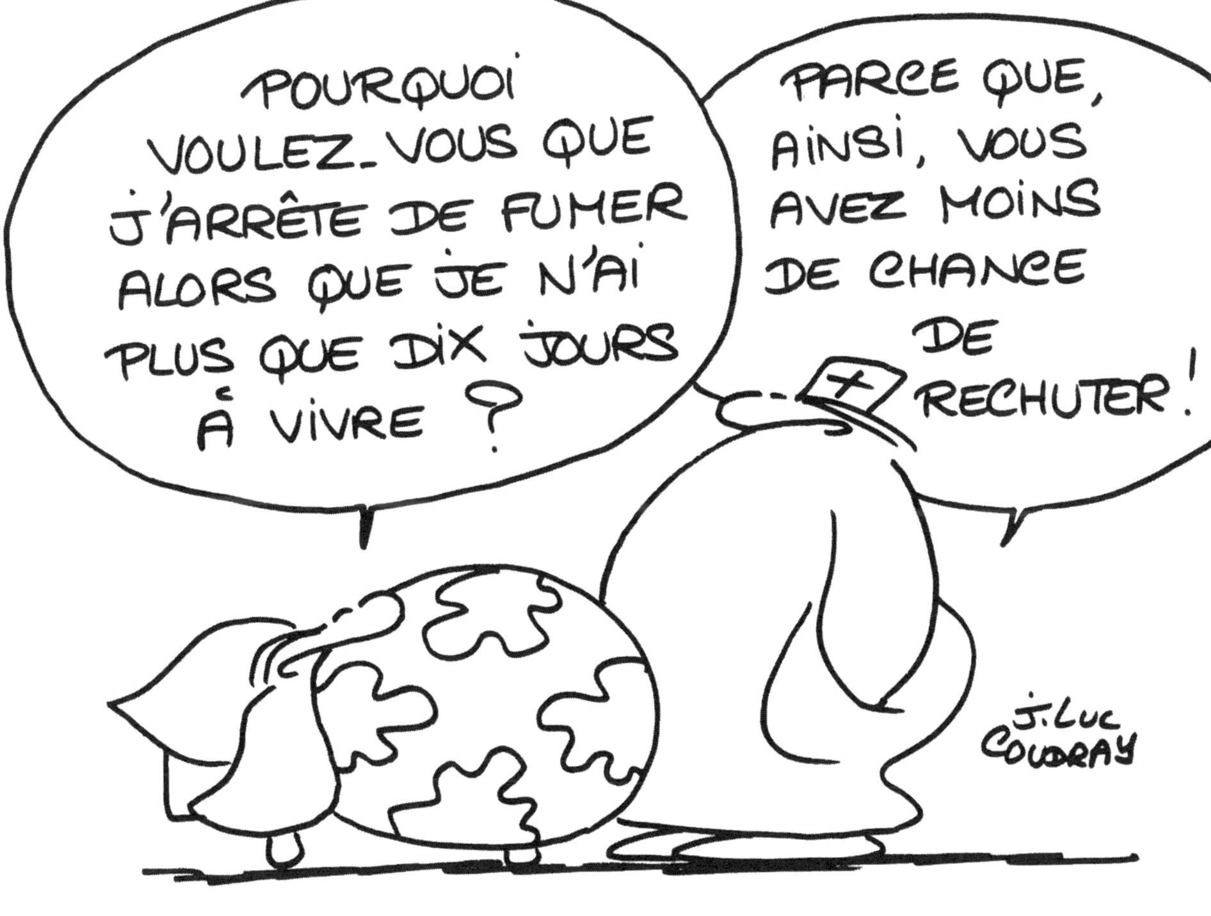
POURQUOI VOULEZ-VOUS QUE J'ARRÊTE DE FUMER ALORS QUE JE N'AI PLUS QUE DIX JOURS À VIVRE ?
PARCE QUE, AINSI, VOUS AVEZ MOINS DE CHANCE DE RECHUTER !
J.LUC COUDRAY

Suggestion : pourquoi pas la chambre mixte quand la femme et le mari sont victimes d'un accident ? Ou parents-enfants ?

Il n'en est pas question car les femmes sont d'un côté et les hommes de l'autre, et les enfants en pédiatrie bien sûr. On pourrait cependant parler, voire s'entraider car le personnel est souvent débordé[3].

Un rien de bon sens et d'humanité devrait permettre de trouver beaucoup de solutions à des problèmes de souffrance, car être malade ou accidenté n'a jamais été un plaisir.

Que ces vœux pieux soient entendus.

3 : Une infirmière de nuit par étage, si ce n'est deux étages !

Le compte et ses conseils utiles

Notez que ce texte a été écrit en février-mars 2006, un peu avant l'arrivée de la merveilleuse supercarte Vitale avec photo et plus de mémoire sur la « puce ». Pour rire ou sourire, avant de refermer ce livre.

Nous avons bénéficié, il y a quelques années, d'un merveilleux carnet de santé, qui a été rempli par le médecin traitant pendant une période fluctuante, de quatre à huit mois et, pour certains thérapeutes soucieux des directives administratives, pendant une période légèrement plus longue.
– Question à dix euros : où est votre carnet de santé ?
– Question à quinze euros : quand a-t-il été rempli la dernière fois ?
– Question à vingt-deux euros (le prix d'une consultation) : votre médecin vous a-t-il demandé votre carnet ?
– Question à beaucoup plus cher : ce carnet de santé a représenté combien (en euros) compte tenu des frais d'impression, de papier et d'envoi postal, pour ne plus servir à rien ?

Maintenant, nous avons la merveilleuse formule du médecin référent qui devient un passage obligé pour toute demande d'examen ou de consultation spécialisée.

Nombre de patients ont eu la gentillesse de me choisir, mais je ne peux les recevoir que le lundi matin ou le samedi matin. S'ils sont malades un autre jour, ils peuvent consulter en urgence et ne pas subir la majoration normalement imputable à un acte hors médecin référent.

C'est-à-dire, ce qui est votre droit, choisir un praticien qui ne consulte que le lundi entre neuf et treize heures, ce qui vous laisse la possibilité tout au long de la semaine de consulter en « urgence » qui vous voulez sans aucune majoration.

Cette notion de médecin référent est, dans l'esprit de la chose, une possibilité d'éviter le « nomadisme » du patient et, de ce fait, la multiplication des actes.

Ma solution est évidente : nous avons tous une carte Vitale et les moyens de l'informatique sont tels que la capacité de mémoire de cette carte peut être étendue pour contenir différentes autres informations. Que les instances gouvernementales donnent alors à tout cabinet médical et tout pharmacien un lecteur, genre minitel, avec deux entrées de cartes (dérivé du lecteur de carte bancaire bien connu des commerçants et restaurateurs).

Ma procédure serait simple : le patient introduit sa carte Vitale et tape son code secret, le médecin (ou le pharmacien) à son tour introduit sa carte et en tapant son code secret déclenche différents processus.

Accès total au dossier du patient pour le médecin, restrictif pour le pharmacien. Identification du médecin et du jour de consultation (éventuellement de l'heure).

Ce que contient la carte est à trois niveaux de sécurité et d'utilisation.

– 1er niveau : utilisation comme une carte Vitale normale.

– 2e niveau : indications d'allergies et de traitements en cours pouvant donner lieu à des interactions médicamenteuses graves. Données lisibles par le seul pharmacien et le médecin.

– 3e niveau : accessible au seul médecin et comportant tous les renseignements, tel le dossier médical avec les actes effectués, les antécédents, la thérapie en cours, les éléments de base (groupe sanguin, acceptation du don d'organes par exemple ou d'autres en fonction des progrès).

L'intérêt économique de cette procédure est évident, pour lutter contre la redondance d'examens. Le patient n'a pas sa carte : consultation majorée et non remboursée. La majoration consisterait, par exemple, à faire payer le prix de deux consultations, (que l'oubli soit volontaire ou non, à moins d'une déclaration de perte visée par la police).

Le patient ne souhaite pas taper son code : il sera majoré de la même façon.

Ceci implique, code tapé et informations accessibles, que le médecin pourra expliquer que tel examen est inutile en ce moment, que la prescription de tel médicament a déjà été faite pour un mois alors qu'il ne s'est écoulé qu'une semaine depuis la dernière ordonnance.

Qu'une ordonnance corresponde à *un* patient et ne puisse soigner la famille ou les proches au prétexte que cela sera remboursé[4].

Ceci évite la redondance des prescriptions et des examens.

Que les Samu, médecins, sapeurs-pompiers, etc., disposent d'un code de « craquage » pour pouvoir lire en urgence la carte d'un malade sans connaissance, retrouvé sur la voie publique, afin de déterminer quelle pourrait être la cause de son malaise, ferait gagner du temps sur le diagnostic probable.

Bien entendu, l'identification du médecin et le jour d'intervention seront inscrits sur la carte Vitale lors du craquage.

Si l'on prend la peine de réfléchir en termes de pratiques et d'économie, on peut imaginer que la France fabrique ces lecteurs informatiques, non plus pour

4 : Cas fréquemment rencontré en centre médical (expérience vécue par l'auteur).

les cent mille, environ, cabinets médicaux hexagonaux mais pour l'ensemble de l'Europe. L'appel d'offres fera chuter les prix d'une manière importante.

Pourquoi fabriquer pour l'Europe ? Pour les deux bonnes raisons suivantes.

Je suis malade au fin fond de la Roumanie (ou ailleurs), je ne parle que le français et je conçois facilement que le médecin consulté ne parle pas le français mais peut ainsi avoir accès à mon dossier.

Il existe un système international de codification numérique des différentes pathologies, ce qui permet de franchir la barrière de la langue pour faire état d'une pathologie.

Gain de temps, meilleure approche diagnostique. On pourrait ainsi maintenir à jour un guide international tenant compte de toutes les pathologies connues, émergentes et des traitements.

La supercarte pourrait avoir valeur dans le monde entier, car, si les gens se déplacent de plus en plus, la barrière de la langue peut devenir un obstacle aux soins.

Peut-être est-ce une méthode trop simple ? Mais il y a là de quoi réfléchir, d'en sourire ou d'en parler…

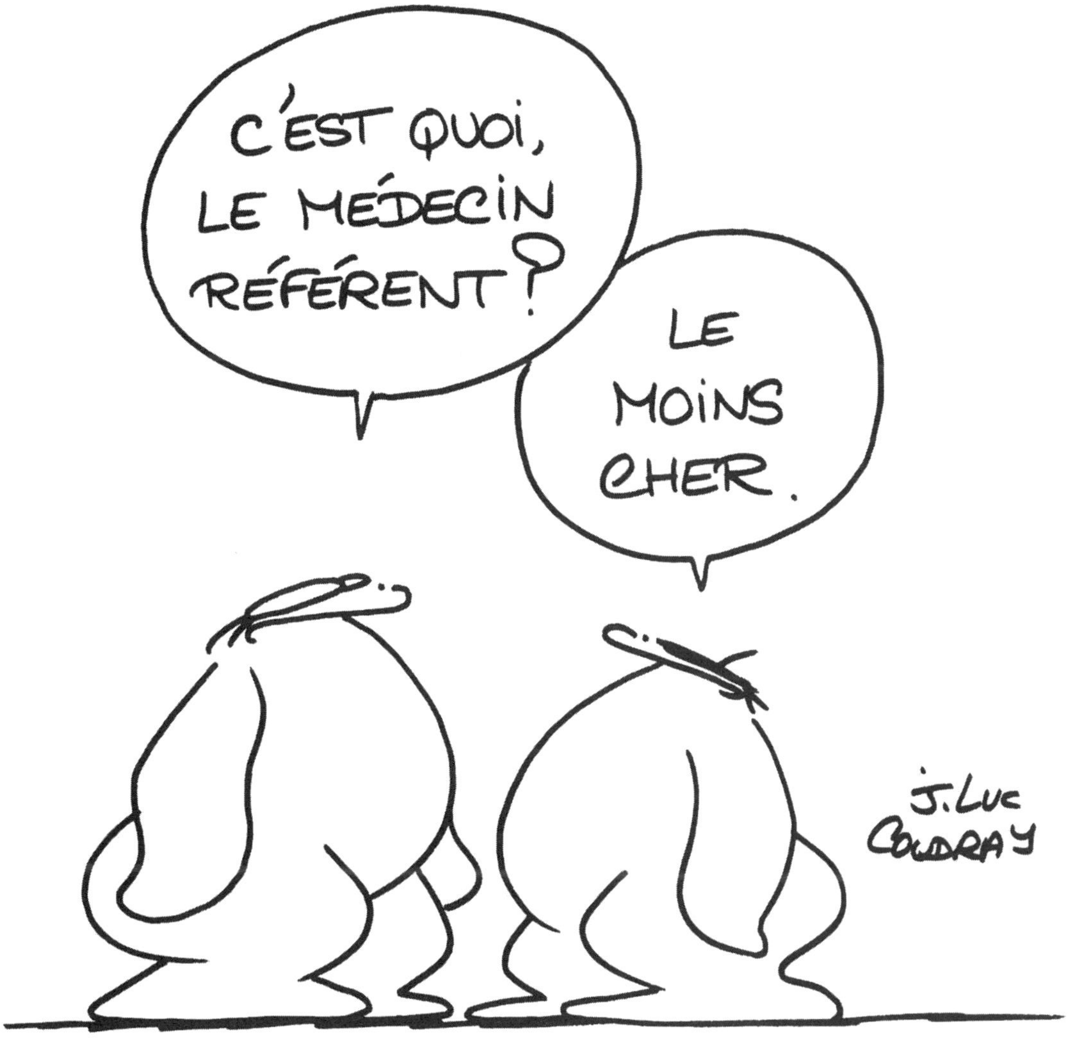
C'EST QUOI, LE MÉDECIN RÉFÉRENT ?
LE MOINS CHER.
J. LUC COUDRAY

Annexe

Pour éviter des notes de bas de page trop longues et expliquer deux points qui ont leur importance.

Dire : « Je ne sais pas » est absolument le contraire de l'élément négatif de la phrase. Ce « Je ne sais pas » veut dire une ouverture à toutes autres possibilités médicales (diagnostiques et thérapeutiques).

Il existe le « Je pense à » qui ne ferme pas la porte mais oriente déjà vers quelque chose, avec le risque de fournir une orientation qui ne sera pas forcément la bonne mais que l'on pourra redresser en son temps.

Il existe encore le « Je crois que » qui est déjà plus restrictif et il sera plus difficile de sortir des barrières établies, à moins d'une argumentation solide.

Enfin, il y a le « Je suis sûr de », qui est à la limite de la structure fermée sur... (diagnostic, thérapie) au risque de l'erreur.

D'où la vertu du « Je ne sais pas », qui laisse quand même des chances au patient, puisque le thérapeute se donne le temps de réfléchir.

On peut dire « Je suis sûr de » si c'est vraiment le cas. Nous avons pourtant tous (comme médecin) commis des erreurs, il faut nous en souvenir.

Petit exemple : j'étais de garde aux urgences médicales, un malade se plaint d'angoisse, d'oppression thoracique et m'explique que son arrêt de travail se termine le lendemain. L'examen clinique est normal et, qui plus est, le patient fait partie d'une population minoritaire et parfois revendicatrice de ses droits sociaux.

Je ne voyais qu'une demande de renouvellement de son arrêt maladie mais une amie chère (de garde aussi) me dit disposer d'un lit pour ce patient.

Il est mort deux heures après, d'une embolie pulmonaire massive que nous n'aurions pu ni diagnostiquer ni soigner à l'époque.

À ma décharge, une angoisse et une oppression thoracique sont souvent psychosomatiques ou feintes de la part du patient mais peuvent correspondre aux prémisses d'une embolie pulmonaire !

Pardonnez-moi, j'étais jeune dans ce métier et je ne peux que remercier cette bonne amie d'avoir évité un mort à la sortie de l'hôpital. Mais il est mort quand même !

L'aspect gastronomique est important et le respect de la croyance religieuse aussi. Mais il faut également replacer dans leur contexte les interdits et les obligations qui peuvent nous occuper actuellement.

La trichinose, liée à l'ingestion de viande de porc, existe si la cuisson n'est pas suffisante et cet interdit alimentaire était compréhensible tant que l'on n'avait pas découvert la cause de cette parasitologie qui peut mener à la mort. Nous pouvons maintenant relativiser les choses. Tout en sachant, d'expérience personnelle, que le porc même cuit correctement au barbecue se conserve mal à une température ambiante un peu élevée. Ceci explique cela si on considère les régions où la consommation de porc fait l'objet d'un interdit alimentaire.

Le poisson du vendredi apporte l'iode nécessaire. Le crétin, dit « des Alpes », est l'exemple même d'un manque d'iode dans l'alimentation qui entraîne un déficit conduisant à une hypothyroïdie et à ses conséquences pathologiques. Le porc mal cuit est dangereux, le poisson est conseillé.

Le carême et le ramadan permettent une désintoxication annuelle bénéfique pour la santé car un jeûne, même fragmentaire ou relatif, oblige notre organisme à se nettoyer de différents reliquats.

Une expérience menée en Allemagne il y a plus de vingt ans a montré que lors d'un jeûne strict (seule l'eau étant permise) on retrouvait dans les selles des sujets des traces de médicaments ingérés plusieurs années auparavant.

Et donc de penser que la plupart des règles religieuses (toutes religions confondues) sont une orientation pour la santé physique, orientation découverte par nos anciens au fil des siècles.

Bibliographie

Barbara Stiegler, *Le corps vivant selon Nietzsche*, Paris, Unesco, 2005.
Fritjof Capra, *Le tao de la physique*, Paris, Tchou, 1979.
Garnier Delamare, *Dictionnaire des termes de médecine*, Paris, Maloine, 1987.
Gérald M. Edelman, *Biologie de la conscience*, Paris, Odile Jacob, 1992.
Léon Vannier, *Précis de thérapeutique homéopathique*, Paris, G. Doin & C, 1953.
Létitia Mouze, *Le corps et l'âme chez Platon*, Paris, Unesco, 2005.
Marcel Granet, *La pensée chinoise*, Paris, Albin Michel, 1988.
Patrizia d'Alessio, *L'alerte du corps*, Paris, Unesco, 2005.
Stephen Wright, *Le corps créatif*, Paris, Unesco, 2005.

Et pour le plaisir :
Christine Murillo, Jean-Claude Leguay et Grégoire Œstermann, *Dictionnaire des tracas*, tomes 1 et 2, Paris, Seuil, 2003.

Ne sont pas citées ici les centaines de livres qui m'ont permis d'approfondir mes connaissances !

Au lecteur

Pour en savoir plus, vous pouvez entrer en relation avec l'auteur et l'illustrateur par le biais de l'éditeur :

Robert Jauze, BP 385, 75626 Paris cedex 13.

Vous pourrez également en savoir plus sur les différents ouvrages de Jean-Luc Coudray en allant sur son site : www.jean-luc-coudray.com

Des mêmes auteurs

Ouvrages du Dr Pierre-Yves de Kerdaniel

La magnétothérapie, Maloine, 1987.
Vade-mecum des médecines différentes (collectif), Robert Jauze, 1989.

Ouvrages de Jean-Luc Coudray

Textes courts, nouvelles ou récits
La famille immobile, l'Anabase, 1995, 2005.
Comme un I, Radis Noir, 1997.
Nona, L'Amourier, 1997, 2005.
Outrages à l'Évolution, L'Anabase, 1998.
Les nouvelles histoires de Monsieur Mouche, Tao, 1998.
Dimitri le Monstri, L'Anabase, 1999.
Citron (ill. Gil), Tao, 2000.
Monsieur le curé, L'Amourier, 2003.
Les pulsions de M. André, L'Anabase, 2005.
Le professeur Bouc, L'Arbre vengeur, 2005.
Les deux îles de Robinson, Bleu autour, 2006.
Pensées truquées, L'Anabase, 2007.
Erik le Rouge, Castells, 2007.

Textes avec illustrateurs

Les histoires de Monsieur Mouche, (ill. Mœbius, couleurs Philippe Coudray), Hélyode, 1994.

2001 après Jésus-Christ, (ill. et couleurs Mœbius), Stardom, 2000.

Monsieur Mouche 1, (12 illustrateurs), Zanpano, avril 2005.

Monsieur Mouche 2, (12 illustrateurs), Zanpano, juin 2005.

Monsieur Mouche 3, (12 illustrateurs), Zanpano, mai 2006.

Monsieur Mouche 4, (12 illustrateurs), Zanpano, janvier 2007.

Textes et dessins

Le guide philosophique de l'Argent, Le Seuil, Points Virgule, 2001.

Dessins

Le guide philosophique du Malade, Bethy, 1997.

Béret et casquette, La Boîte à Bulles, mai 2005.

Texte jeunesse

Le mouton Marcel, Milan, 1989.

Illustrations humoristiques

Le guide internet du pneumologue, Imothep/Maloine, 1997, 1999, 2001.

Le guide internet du risque cardio-vasculaire, Imothep/Maloine, 1999.

Le retour du Dr Knock (de Postel-Vinay et Corvol), Odile Jacob, 2000.

Surveiller et soigner l'hypertension (de Postel-Vinay et Bobrie), Odile Jacob, 2003.

Avec Philippe Coudray

Neuf ouvrages de bandes dessinées.

Table des matières

NOTES DU LECTEUR

Achevé d'imprimer en novembre 2007
par la Nouvelle imprimerie Laballery
(Clamecy, Nièvre)
pour le compte de Robert Jauze éditeur
41, rue Barrault 75013 Paris.

Composition de Marie-Claude Puteaux (Paris).
Maquette et mise en page de David Lee Fong
(Paris).
Couverture de David Lee Fong,
illustration de Jean-Luc Coudray.

Numéro d'impression : 710243
Dépôt légal : 4° trimestre 2007.

Imprimé en France